復学支援
どうしていますか？

―― これまでとこれから ――

編著　大見 サキエ

著　宮城島 恭子　河合　洋子
森口　清美　畑中 めぐみ

ふくろう出版

はじめに

「復学支援」という言葉は、私の知る限り20数年前にはほとんど周知されておらず、ある学会で講演者が「復学支援は造語です」と明言していましたが、最近では医療分野ではかなり周知されてきています。「復学支援」を病気（長期）療養児に対する復学のために行われる教育支援のことを指すとすれば、「教育支援」は復学支援を含む子どもの教育全般の支援といえるでしょう。本書は狭義の教育支援、すなわち「復学支援」について記述したものです。

復学支援について取り組み始めた2000年当初は、法的にも支援体制が整備されていませんでした。しかし、平成19(2007)年に学校教育法が改正され、「特殊教育」から「特別支援教育」として、様々な体制が構築されてきたことにより、病弱児に対する教育支援もさらに推進されるようになりました。特別支援教育は、個々の幼児・児童生徒の一人一人の教育的ニーズを把握し、その持てる力を高め、生活や学習上の困難を改善または克服するために適切な支援を行うものです。しかし、まだ、長期入院後や慢性疾患児の復学支援の体制構築はできているとはいえず、病院や地域の格差が目立っているといえます。

また、「復学支援」の問題は、単に子どもの復学の問題を指しているのではなく、人間の尊厳と社会の仕組みに関わりのある奥の深い課題であり、一朝一夕に解決する課題ではありません。しかし、復学は子どもの将来を決定してしまうほどのターニングポイントであり、その復学が順調にいくようにするための支援は、取り組むべき重要な課題と考えます。

筆者が復学支援について関わるようになったエピソードです。長期入院で卒業式に出席できなかった小学６年生に校長先生が配慮して、先生やクラスメイトが集合し病院の中庭から、卒業のお祝いをしてくれたこと、それを病室の窓から見ていた患児がとても喜んだという話から、当時の小児病棟の看護師長が「入院しているすべての子どもが学校からこんな配慮をしてもらえるといいね」といったのです。さらに遡って私自身も臨床看護師の頃、院内学級の仲間と過ごしている子どもの表情は、病床でのそれと全く異なり、生き生きとして無邪気で実に可愛いものでした。子どもたちの居場所は、仲間のいるところなのだと実感した瞬間でした。子どもが育ちゆく居場所あるいは育つために必要な教育の場を保障する（環境を提供する）ことが、医療者としての課題だと思っています。

本書は病弱児の復学支援を中心に述べていますが、基本的にはそれ以外の復学に関係するすべての子どもに該当するものと考えて執筆しています。「復学支援」は入院から退院、退院後、日常生活が整うまでの支援と考えます。本書での「復学支援」は狭義には、元の学校に戻ることを前提としていますが、元の学校でなくても、子どもの（が学ぶ、育つ）居場所が確保できるところに戻るということも、広義には視野に入れています。

これまでの復学支援の歴史的な経過を踏まえながら、最近までの取り組みを紹介し,今後のあり方を検討していきます。現在、全国で多様な取り組みが行われていますが、この本が復学に関心のある学校の先生方、あるいは、今まさに退院して対応を迫られて困っている先生方、特別支援教育に携わっている先生方、復学支援体制を病棟で整備していきたいと思っている看護師の方々、看護教育（特に小児看護学）に携わる先生方、その他の子どもに関わる保健・医療・福祉・教育に携わっている多職種の方々の復学支援の取り組みの参考になることを願っています。そして、保護者の皆様をはじめ、復学する子どもを理解し、支援する立場にある周囲の全ての方々の理解の一助になれば幸いです。

本書の章立ては、筆者らはいずれも小児看護師の勤務経験があることから、医療者目線から第１章から第３章までの章立てとして記述しています。

第１章　なぜ、復学支援が必要なのか、その必要性、法的整備の状況を年次経過に沿って説明していきます。この本の主眼は、狭義に言えば、子どもの復学支援による教育の保障ですが、広義には未来を担う子どもを健やかに育てるために子どもの権利を保障していくという基本的な考えが基盤にあります。

第２章　復学支援の必要性は大方了解されても、その方法については、まだ、確立されたものはありません。そこで、これまでの筆者らの経験も踏まえて、どのように支援するか、というテーマを前提に、各執筆者がそれぞれのパートで復学支援の課題を説明していきます。復学支援を日本よりも先駆的に行ってきた海外の状況を概観した後、日本の現状に応じた支援の方法を探っていきます。

第３章　第１章～２章の内容を踏まえ、これまでの復学支援の現状を再度、振りかえりつつ、今後の復学支援をさらに充実させるための方策を考えます。読者の皆様も一緒に考えていただければ幸いです。

また、支援で活用する資料の一例を提示しますので、今後の活動の参考にしていただければ幸いです。

なお、各章で扱った事例については、倫理的配慮の下、対象となる方の同意を得ています。

復学支援体制の整備の端緒となり、ご支援とご協力を頂きました元小児看護師長の須場今朝子さん、小児科医師として研修会等のご協力とご支援を頂きました宮島雄二先生、同じく小児科医師で復学支援会議や研修会等でご協力とご支援を頂きました故岡田周一先生、これまでの研究の経過で、共同研究者として貴重なご助言とご支援を頂きました小児科医で、研究機関の元センター長の堀部敬三先生、また、これまでの復学支援活動にご支援を頂きました皆様に心より感謝申し上げます。

末筆ながら本書出版にあたり、ふくろう出版社の亀山裕幸様にはご支援を賜り、心から感謝申し上げます。

令和６年５月吉日

編集代表　大見サキエ

目　次

〈略語一覧〉

SC	School Counselor（スクールカウンセラー）
SSW	School Social Worker（スクールソーシャルワーカー）
ICT	Information Communication Technology（情報通信技術）
ALT	Assistant Language Teacher（外国語指導助手：外国語が母国語である人）
ST	Speech Language Hearing Therapist（言語聴覚士）
OT	Occupational Therapist（作業療法士）
PT	Physical Therapist（理学療法士）
MSW	Medical Social Worker（メディカルソーシャルワーカー）
CLS	Child Life Specialist（チャイルド・ライフ・スペシャリスト）
CCS	Child Care Staff（チャイルドケアスタッフ：子ども療養支援士）
HPS	Hospital Play Specialist（ホスピタル・プレイ・スペシャリスト）
SNS	Social Networking Service（ソーシャル・ネットワーキング・サービス）

〈用語解説〉

公認心理師	平成27（2015）年９月16日、公認心理師法が公布され、保健医療、福祉、教育その他の分野において、心理学に関する専門的知識及び技術をもって、心理に関する支援を要する者の心理状態を観察し、その結果を分析すること等を行うことを業とするものである。
医療的ケア	いわゆる「医療的ケア」とは、法律上に定義されている概念ではないが、一般的に学校や在宅等で日常的に行われている、たんの吸引・経管栄養・気管切開部の衛生管理等の医行為を指す。医師免許や看護師等の免許を持たない者は、医行為を反復継続する意思をもって行うことはできないが、平成24（2012）年度の制度改正により、看護師等の免許を有しない者も、医行為のうち、たんの吸引等の５つの特定行為に限り、研修を修了し、都道府県知事に認定された場合には、「認定特定行為業務従事者」として、一定の条件の下で制度上実施できることとなった。
子ども療養支援士	特定非営利活動法人「子ども療養支援協会」による養成講座で資格認定される。小児医療の場で、子どもの人権に配慮し、子どもの立場から心理的、社会的支援を行う専門職（治癒的遊び、痛みや苦痛を検査・処置中の精神的支援、プレパレーション、家族支援）。
病弱	一　慢性の呼吸器疾患、腎臓疾患及び神経疾患、悪性新生物その他の疾患の状態が継続して医療又は生活規制を必要とする程度のもの 二　身体虚弱の状態が継続して生活規制を必要とする程度のもの （学校教育法施行令第22条の３「病弱者」参照）

病弱・身体虚弱特別支援学級	入院中の子供のために病院内に設置された学級や、小・中学校内に設置された学級があります。病院内の学級では、退院後に元の学校に戻ることが多いため、在籍していた学校と連携を図りながら各教科等の学習を進めています。入院や治療のために学習空白となっている場合には、必要に応じて指導内容を精選して指導したり、身体活動や体験的な活動を伴う学習では、工夫された教材・教具などを用いて指導したりしています。 （文部科学省ホームページ参照）
特別支援学校（病弱）	特別支援学校（病弱）には、一般的に小学部、中学部及び高等部が設置され、一貫した教育が行われています。病気等により、継続して医療や生活上の管理が必要な子どもに対して、必要な配慮を行いながら教育を行っており、病院に隣接又は併設されている学校が多くあります。また、学校と離れた病院においても、病院内に教室となる場所や職員室等を確保して、分校又は分教室として設置したり、病院・施設、自宅への訪問教育を行ったりしています。治療等で学習空白のある場合は、グループ学習や個別指導による授業を行ったり、病気との関係で長時間の学習が困難な子どもについては、学習時間を短くしたりするなどして柔軟に学習できるように配慮しています。健康の維持･管理や、運動制限等のために、自宅等から通学し学習をする子どももいます。 （文部科学省ホームページ参照）

第1章
復学支援の必要性

第1節　復学支援の必要性と法的根拠

1．復学支援の必要性

病気や入院、あるいは自宅療養により通常の生活が営めなくなっても、子どもは常に成長・発達しています。ここでの「子ども」は、主に病気療養児（病弱・身体虚弱の幼児児童生徒）を指しています。病気療養児とは病気や身体虚弱のため入退院を繰り返し、退院後も引き続き治療や通院が必要で、小中学校に通学が困難であり、継続的に治療や通院が必要な子どもたちです。このような病気療養児に対して教育支援は子どもの成長発達に欠かせない役割を担っており、教育機関である（幼稚園や）学校は、集団生活を通して子どもの認知発達をはじめとして、運動機能、言語機能、社会性の発達を促進する重要な場となります。そして、将来、社会で各々が自立して生きていけるように、その持てる力を最大限に発揮できるよう成長発達を支援することが教育の重要な使命と考えます。具体的にその必要性を考えるためにまず、一般に長期入院（療養）にはどのような影響があるか以下に挙げてみました（表1－1－1）。

したがって、入院や療養することでの良い影響が全くないわけではないですが、おそらく表1－1－1に示したような内容については、その悪影響を最小限にするための身体的、精神・心理的・社会的側面からの支援が必要となります。

病気療養中の子どもにとって学校は、登下校を通して日常性を取り戻せる場、普通の自分に戻れるところとして自分らしさを表現できる場、言わなくてもわかってくれる仲間がいる場などの子どもの生活にかけがえのない場として重要な意味があります。そして、子どもにとっての学習活動の意義についても考えてみました（表1－1－2）。仲間と関わり、仲間と共にいることで、連帯感や所属感を感じ、それが自分の居場所となり、自信にもつながります。入院中に院内学級に行くことは、単なる学力の獲得のためだけでなく、子どもの居場所づくりでもあります。普段は入院しているため、寝衣をきてベッドにいますが、院内学級に行く場合、普段着に更衣し、登校の時間がきたら、院内学級に行くという、生活リズムにもどり、学校に行く（戻る）ことは、入院前の日常性を取り戻せる場ともなります。自分らしさを取り戻し、自己価値を再発見することで自信の回復にも繋がります。さらに、学習活動を通して、学校という場で生活のリズムを整え、コントロール感を回復させることや、療養に伴う痛みや、不安、つらさ、葛藤などの感情を発散させ、心理的安定感が得られます。学習活動は療養中の心身の様々な苦痛やストレスを軽減させるだけでなく、病気の回復にも良い影響を及ぼすと報告されています。したがって、どのような状況にあっても子どもに対する教育支援は不可欠であるということを忘

表1-1-1　長期入院による悪影響

影響	具体的内容
日常生活の変化による影響	生活リズムをはじめ、病気によって食事や排泄、清潔動作、睡眠などこれまでの生活を変更せざるを得ない状況に置かれる。
運動機能や体力低下	狭い空間で療養生活をすることで運動機能や体力の低下が著しくなる。
身体的･精神的(心理的)ストレス	本人の自覚の有無に関係なく、実に様々なストレスにさらされる。家族や友人との隔離された空間での孤独感は特筆すべきである。
自己コントロール感の喪失と無気力	病状や治療によって過緊張状態を強いられ、自分の行動をコントロールできずに、無気力に陥りやすい。
社会性（の発達）への悪影響	所属感を喪失しやすく、これまでとの関係から疎外感を感じやすく、同年代での競争心や連帯感を育む互恵的な仲間関係が持ちにくくなる。
親子関係の密着と依存性の増強	幼児期や学童期前半の子どもの場合、親が付き添い、親子が通常より密着しやすいため、子どもが親に依存しやすくなり、主体性（自律性）の育成に支障となりやすい。
学習活動への意欲低下や学習習慣の消失	症状や治療による苦痛や不快のため、通常、学習意欲は低下するが、症状が軽減してもそのまま意欲低下したまま、学習習慣も消失してしまいかねない状況となる。

表1-1-2　学習活動の意義

・学力を獲得する
・進路を切り開く
・生活のリズムを取り戻す
・学習することで、児童・生徒としての所属感を得る
・社会性の発達（対人関係の維持、促進）および促進する
・コントロール感を回復する
・学習活動を通して治療に伴う痛み、不安、辛さ、葛藤などの感情の開放（詩、作文、絵、歌、工作、軽い運動等）と心理的安定
・学習活動を通して自己価値の発見、再発見することから、自分らしさや自信を回復する
・疾病回復、治療に意欲的に取り組み、治療効果が上がる
・将来の生活、健康管理を主体的に行えるような力を獲得する

れてはなりません。そこで、子どもを健やかに育てるための教育支援の法的な整備・体制について概要を述べたいと思います。

２．教育を保障する根拠となる法律等（表１－１－３）

１）日本国憲法

我が国において子どもの教育保障については、国の根幹となる**日本国憲法は昭和20（1945）年**に制定され[1]、第26条第１項に子どもの教育を受ける権利の保障、第２項で教育を受けさせる義務について規定されています。

２）教育基本法

日本国憲法を基盤として、**昭和22（1947）年、教育基本法**が制定され、その第４条において、すべての国民は等しくその能力に応じた教育を受ける機会を与えられなければならないという「教育の機会均等」が、第５条には、国民は、保護する子どもに普通教育を受けさせる義務を負うと述べられ、国及び地方公共団体の役割分担と責任を明確にした「義務教育」が謳われています。

その後、教育基本法は抜本的に見なおされ、我が国の未来を切り拓く教育の基本を確立、振興を図るために、**平成18（2006）年に教育基本法は一部改正**されました。教育の機会均等の第４条「等しく教育の機会を与えられ、差別されない」に、「障害のある者が、その障害の状態に応じ、十分な教育を受けられるよう、教育上必要な支援を講じなければならない。」が第２項として新設されました[2]。

３）学校教育法

１）２）を受けて**昭和22（1947）年に学校教育法**が制定され、第１条に学校とは、「小学校、中学校、高等学校、大学、盲学校、養護学校及び幼稚園とする」と定義されています。また、学校の設置者、設備、教員等の配置などの他、学校種ごとの教育目的や教育内容などが規定されています。第23条に「保護者が就学させなければならない子女で病弱、発育不完全やその他やむを得ない事由のため就学困難と認められる者の保護者に対して、市町村立小学校の管理機関は、（中略）都道府県の区域を管轄する監督庁の認可を受け、就学させる義務を猶予又は免除することができる」と規定されています。ここで**「就学義務の猶予又は免除」**について簡単に説明しておきます。日本国民の保護者に対して、就学義務が猶予又は免除される

表1-1-3　子どもに対する様々な教育の保障に関する法律・施策等

年号	法律・施策等の名称
昭和20（1945）年	日本国憲法
昭和22（1947）年	児童福祉法
昭和22（1947）年	教育基本法
昭和22（1947）年	学校教育法
昭和26（1951）年	児童憲章：個性と能力に応じた教育を保障
昭和45（1970）年	障害者基本法
平成６（1994）年	病気療養児の教育について（通知）
平成６（1994）年	子どもの権利条約批准：4つの権利（教育支援）
平成11（1999）年	日本看護協会　小児看護領域で特に留意すべき子どもの権利と必要な看護行為「教育・遊びの機会の保障」
平成12（2000）年	児童福祉法改正、児童虐待の防止等に関する法律
平成18（2006）年	教育基本法改正：障害の状態に応じた教育支援
平成18（2006）年	障害者自立支援法
平成19（2007）年	学校教育法改正：特別支援教育の推進
平成19（2007）年	厚生労働省　がん対策基本法（第1期～４期～現在）
平成23（2011）年	障害者基本法の一部改正：障害者の自立や社会参加を支援
平成24（2012）年	共生社会の形成に向けたインクルーシブ教育システム構築のための特別支援教育の推進
平成25（2013）年	障害者総合支援法：差別の禁止
平成25（2013）年	病気療養児に対する教育の充実について（通知）
平成25（2013）年	学校教育法施行令一部改正：就学先を決定する仕組みの改正
平成26（2014）年	障害者権利条約の批准
平成26（2014）年	児童福祉の一部改正：小児慢性疾病による健全育成のための教育支援等
平成27（2015）年	学校教育法施行規則の一部改正：高等学校等の遠隔教育
平成28（2016）年	障害者差別解消法：差別の禁止・合理的配慮の提供等
平成28（2016）年	改正児童福祉法施行：医療的ケア児の支援に関する保健、医療、福祉、教育等関係機関の連携の一層の推進
平成28（2016）年	発達障害者支援法の一部を改正する法律の施行：切れ目ない発達障害児の支援
平成29（2017）年	教育の機会確保法：不登校の子どもの支援
平成30（2018）年	学校教育法の一部を改正する省令等の公布：高等学校等における通級による指導の制度化
平成30（2018）年	小・中学校等における病気療養児に対する同時双方向型授業配信を行った場合の指導要録上の出欠の取扱い等について（通知）
令和元（2019）年	高等学校等におけるメディアを利用して行う授業に係る留意事項について（通知）
令和元（2019）年	成育基本法
令和２（2020）年	学校教育法施行規則の一部を改正する省令（通知）：高校における病気療養中等の生徒に対するメディアを利用して行う授業の単位修得数等の上限を緩和
令和３（2021）年	医療的ケア児およびその家族に対する支援に関する法律
令和５（2023）年	高等学校等の病気療養中等の生徒に対するオンデマンド型の授業に関する改正について
令和５（2023）年	小・中学校等における病気療養児に対するICT等を活用した学習活動を行った場合の指導要録上の出欠の取扱い等について（通知）

場合とは、学校教育法第18条により、病弱、発育不完全その他やむを得ない事由のため就学困難と認められる場合とされています。

ここでいう「病弱、発育不完全」については、特別支援学校における教育に耐えることができない程度としており、より具体的には、治療又は生命・健康の維持のため療養に専念することを必要とし、教育を受けることが困難又は不可能な者を対象としていると述べられています。そして、就学義務を猶予又は免除する際には、学校教育法施行規則第34条の規定に基づき、保護者から市町村の教育委員会に対して願い出が必要となり、その際、当該市町村の教育委員会の指定する医師その他の者の証明書等その事由を証するに足る書類を提出する必要があります。保護者からの願い出なしに市町村教育委員会独自の判断で就学義務の猶予又は免除はできないとされています[3)]。

以下は、「特別支援教育をめぐる制度改正」[4)]より一部引用しています。

平成19（2007）年4月1日に学校教育法の一部が改正されました。特に特別支援教育を推進するために、これまでの盲･聾･養護学校という学校区分をなくし、「**特別支援学校**」とし、免許状もより専門性を求めた特別支援学校教員免許状と改めました。これは障害のある幼児児童生徒の自立や社会参加に向けた主体的な取り組みを支援する視点に立ち、一人ひとりの教育的ニーズを把握して適切な指導および必要な支援を行うものです。特別支援教育の対象についても規定しており、視覚障害児、知的障害児、聴覚障害児、肢体不自由児、**病弱・身体虚弱児**、言語障害、自閉症・情緒障害・LD（学習障害）・ADHD等ですが、その中の病弱・身体虚弱児は「病弱児」として使われていることが多く、さらにその対象疾患としては、気管支喘息、ネフローゼ等の腎疾患、心疾患等、心身症、神経・筋疾患、**悪性新生物**、重度心身障害児等が該当します。

この改正の内容には、1）特別支援教育の理念、2）校長の責務、3）特別支援教育を行うための体制の整備及び必要な取り組み（特別支援教育に関する校内委員会の設置、実態把握、特別支援教育コーディネーターの指名、関係機関との連携を図った「個別の教育支援計画」の策定と活用、「個別の指導計画」の作成、教員の専門性の向上等）、4）特別支援学校における取組（特別支援教育のさらなる推進、地域における特別支援教育のセンター的機能、特別支援学校教員の専門性の向上）、5）教育委員会等における支援、6）保護者からの相談への対応や早期からの連携、7）教育活動等を行う際の留意事項等（障害種別と指導上の留意事項、学習上・生活上の配慮及び試験などの評価上の配慮、生徒指導上の留意事項、交流及び共同学習、障害者理解等、支援員等の活用、学校間の連絡)。８）厚生労働省関係機関等との連携について記載されています（19文科初第125号)。これと同時に**就学先決定の仕組みが見直さ**れました（学校教育法施行令の改正、**平成19年４月**施行)。それは就学先決定時の保護者からの意見聴取義務付け（第18条の２）と特別支援学校対象児童生徒等の障害の程度に関する規定の改正（第22条の３）です。さらに今後の就学先決定手続きの在り方（H21．２文部科学省調査研究協力者会議の提言ポイント）において、一人ひとりの教育的ニーズに応じた就学先決定手続きの導入や障害の状態及び教育的ニーズ、保護者の意見、専門家の意見、学校・地域の状況等を総合的に判断し、最も適切に教育的ニーズに対応できる学校を就学先として決定する仕組みに改めることが適当との提言を行いました。そして、保護者の選択権を保障（保護者を通して「障害のある児童の意見」や保護者の意向を反映する）し、教育委員会は保護者への情報提供や相談を十分に行うとともに、保護者の意見を十分に踏まえた上で、制度としては、義務教育の実施責任を有し、決定し、決定後も、教育委員会が指導・支援に責任を負い、継続的な就学相談・指導等により、適切かつ柔軟に対応するとされています。さらに**平成25（2013）年、学校教育法一部改正**において、インクルーシブ教育システム構築のため「就学基準に該当する障害のある子どもは特別支援学校に原則就学する」という従来の**就学先決定の仕組みを改め**、障害の状態、本人の教育的ニーズ、本人・保護者の意見、教育学、医学、心理学等専門的見地からの意見、学校や地域の状況等を踏まえた総合的な観点から就学先を決定する仕組みとするとしています。

平成27（2015）年に学校教育法の施行規則の一部が改正されました。各学校（特別支援学校等も含む）の指導要領の一部改正のほか、道徳教育を道徳科とすることなど解決困難な課題を発達の段階に応じ主体的に、考え続ける姿勢を養成する等が打ち出されました。また、高等学校・特別支援学校高等部における**遠隔教育の制度化**により、病気療養児を対象とした特例制度の創設等がなされました。

平成30（2018）年、小・中学校等における病気療養児に対する同時双方向型授業配信を行った場合の指導要録上の出欠の取扱い等について（通知）については、同時双方向型授業を実施する条件として、同時受講者人数や教員の免許、受信時の児童生徒の状態への配慮等が規定され、規定に沿った実施であれば出席扱いとすることが可能となりました。ただし、これまで受信者側に専門教科の教師が不在の場合は、出席を認めない方針でしたが、今回は「受信側に教科等に応じた相当の免許状を有する教師を配置せずに同時双方向型授業配信を行った場合、校長は、指導要録上出席扱いとすること及びその成果を当該教科等の評価に反映することができることとする」とその判断を校長の判断のもとに可能としたことから、やや緩和されてきました。また、これまで通り年間延べ30日課以上の欠席という定義を病気療養児の一つの参考とするものの、校長や管理機関にゆだねられましたので、各学校、自治体によって出席扱いと評価について多少の判断が異なる可能性があります。

同様に、**高校生**に対しても、**令和元（2019）年11月、高等学校等におけるメディアを利用して行う授業に係る留意事項について（通知）では、**受信側の教員の配置に関する緩和策が推進されました。その後、**令和２（2020）年４月、学校教育法施行規則の一部を改正する省令（通知）**で高校における病気療養中等の生徒に対するメディアを利用して行う授業の単位修得数等の上限の緩和が行われました。

令和３（2021）年に学校教育法施行細則の一部を改正する省令について（通知）が出され、医療的看護職員、情報通信技術職員、特別支援教育支援員、教員業務支援員等の名称と職務内容の規定、SCとSSWの規定を幼稚園にも準用することなどが盛り込まれて、これらの職員の活用がより一層推進されるような内容となりました。

令和５（2023）年３月、高等学校等の病気療養中等の生徒に対するオンデマンド型の授業に関する改正で病気療養中等の生徒に対して行う授業については、高等学校等が認めた場合には、オンデマンド型の授業で実施が可能となりました。同時に**小・中学校等における病気療養児に対する ICT 等を活用した学習活動を行った場合の指導要録上の出欠の取扱い等について（通知）において、**さらに弾力化が図られ、病気療養児の**ICT**等を活用した学習活動（コンピューターやインターネット、遠隔教育システムなど）や**郵送、FAX などを活用して提供される学習活動**も出席の対象として見做すことも可能であることが周知されました。

４）児童憲章

児童憲章は、法的拘束力はありませんが、日本国憲法の精神に則り、**昭和26（1951）年**に有識者が提唱しました[5)]。これは全ての児童の幸福をはかるためには、その基本的人権を社会全体が実現に向けて努力することであると子どもの福祉と教育の権利を誓ったものです。

5）児童福祉法

昭和22（1947）年に制定され、第1条には「すべての児童は、児童の権利に関する条約にのっとり、適切に養育されること、その生活を保障されること、愛され、保護されること、その心身の健やかな成長及び発達並びにその自立が図られることその他の福祉を等しく保障される権利を有する」とされています。これまで児童虐待に関する施策は児童福祉法の一部に含まれていましたが、児童虐待児数の増加を踏まえ、新たに**平成12（2000）年に児童虐待防止法**が制定されました。この法律も支援に関する様々な課題を改善すべく、法律の改正がたびたび行われています。**平成26（2014）年、児童福祉法の一部改正**を行い小児慢性特定疾病対策事業をより充実したものにするために、児童福祉法の一部に含めることで（法的効力をもたせる）、この中に教育支援を明文化しています。さらに**令和4（2022）年6月に成立した改正児童福祉法においては**[6)]、児童虐待増加などを受けて子育て世代への包括的な支援のための体制強化を図ることを目指しています。

6）児童の権利条約

平成元（1989）年に国際連合が採択し、日本では平成6年（1994）に批准された児童の権利条約は子どもの人権の尊重を明確にして、執行義務を伴ったものです。児童の「生きる」､「守られる」､「育つ」､「参加する」という4つの権利のうち「育つ」権利に教育を受ける権利が規定されています。現在では、この権利条約を土台にして各法律がさらに改正されてきています[7)]。

7）障害児・者に関する法律

障害者全般に関する法律として**昭和45(1970)年**に**障害者基本法が制定**され､「全ての国民が、障害の有無にかかわらず、等しく基本的人権を享有するかけがえのない個人として尊重されるものである」との理念を掲げ、それに対応する施策がされていました。**平成18（2006）年に障害者自立支援法**が制定されましたが、様々な課題があり、**平成23（2011）年**には**障害者基本法の一部改正**が行われました。これは、障害者の権利を守るという観点から障害の有無にかかわらず、区別せず「共生社会」を作るために自立や社会参加を支援することを目的にしています。**平成24（2012）年､障害児の教育に関する「合理的配慮」**として､文部科学省から「障害のある子どもが十分に教育をうけられるための合理的配慮およびその基礎となる環境整備をすること」の通達が出されています。さらに**平成24（2012）年、「共生社会の形成に向けたインクルーシブ教育システムの構築のための特別支援教育の推進」**（中央教育審議会初等中等教育分科会報告）として、就学相談・就学先決定の在り方・合理的配慮、基礎的環境整備や多様な学びの場の整備、交流及び共同学習の推進・教職員の専門性向上等の施策が出されました。

平成25（2013）年、障害者総合支援法で障害者の日常生活および社会生活を総合的に支援するための法律「差別を禁止する法律」が出されました。以上の様々な障害児・者に対する法的整備は、障害者権利条約が平成19（2007）年より検討段階に入り、**平成26（2014）年に障害者権利条約が批准されること**で、より一層障害者の権利を守る施策が打ち出されてきた背景があります。さらに、**平成28(2016)年の障害を理由とする差別の解消の推進に関する法律（いわゆる障害者差別解消法）は、**障害による差別を解消し、誰もが共生する社会を実現することを目的として施行された法律で、「不当な差別的取り扱いの禁止」と「合理的配慮の提供」が明確化されました。さらに**令和３（2021）年に改正**され、**令和６年**に施行され[8]、合理的配慮の提供が義務化されることになりました。

また、医療的ケア児が増加する中、医療的ケア児の心身の状態に応じた適切な支援及び家族に対する支援が受けられるようにするために、**令和３（2021）年には医療的ケア児およびその家族に対する支援に関する法律**が制定されました[9]。

８）がん対策基本法と教育支援に関わる施策

平成19（2007）年、がん対策基本法は、がんが国民の最大の死因であることから、総合的に必要な支援を行い、より一層のがん対策の充実を図るために基本計画が策定されました。第21条に「がん患者の学習と治療との両立」において、必要な教育と適切な治療とのいずれをも継続的かつ円滑に受けることができるように必要な環境の整備とその他の必要な施策を講じるものと示されています。そこで、**第１期がん対策推進基本計画**は５年計画で開始され、その後、**第２期がん対策推進計画が平成24（2012）年**に出され、ここで初めて小児がん対策を推進することが追加されました。「病気療養児の教育」については、初めて平成６（1994）年に病気療養児の教育の充実（通知）が出され、実態把握や教育機関等の設置、適正な教育措置の確保、教職員の専門性の向上等が示されていました。第２期の基本計画を受けて、**平成25（2013）年に文部科学省から「病気療養児に対する教育の充実につい**

て（通知）」があり、①小児がん拠点病院指定に伴う対応と②病院を退院後も通学困難な病気療養児への対応の２点において周知を促し、教育支援の充実に向けて進み始めました。①では、転学や区域外就学の手続きを可能な限り簡略化することや入院中の共同学習や交流を推進すること、編入学・入学等の手続きを円滑かつ適切に対応する等で、②は教育環境の整備、指導にあたり、訪問教育やICT等を活用した指導の実施などにより、効果的な指導方法の工夫、退院後の教育の継続が図られるように保護者や各機関との十分な連携体制を整備すること等の推進が挙げられています[10)]。

平成27（2015）年、学校教育法施行規則等改正で、高等学校・特別支援学校高等部における遠隔教育の制度化が定められました。

さらに**平成29（2017）年に第３期がん対策基本推進計画**では、３つの方針（がん予防、がん医療の充実、**がんとの共生）の中に、AYA世代のがんへの対応について、ライフステージに応じたがん対策が取り組まれてきました。**

令和３（2021）年度からICTを活用した障害のある児童生徒等に対する指導の充実（文部科学省）が推進され、そして、**令和５（2023）年３月に第４期がん対策推進基本計画が**策定され[11)]、「誰一人取り残さないがん対策を推進し、全ての国民とがんの克服を目指」しており、がん患者の社会問題への対策やライフステージに応じた療養環境の支援の充実が進められています（がん対策基本計画〈第４期〉）。

９）教育の機会確保法

平成29（2017）年、義務教育の段階における普通教育に相当する教育の機会の確保等に関する基本指針の策定について（通知）（いわゆる教育の機会確保法）は（第三条第４項）「すべての児童生徒が豊かな学校生活を送り、安心して教育を受けられるよう、学校における環境の確保が図られるようにすること」を基本理念としています。これはいじめや不登校が増加の一途をたどり、第二・第三の学校に通う子どもが増加したことから、フリースクールやフリースペースの公的関与が増加したことを受けて教育の保障を推進するための法的整備です[12)]。

10）成育基本法

平成31（2019）年の成育基本法は、「成育過程にある者及びその保護者並びに妊産婦に対し必要な成育医療等を切れ目なく提供するための施策の総合的な推進に関する法律」[13]といいます。妊娠期に始まり、小児期、思春期を経て成人に至る一連の成育過程において、子どもたち一人ひとりの健やかな発育を目指し、個別の医療のほか、公衆衛生学的な視点や、教育、福祉等の幅広い分野において、従来の主な施策と今後期待される施策を連携することを目指しています。

11）その他（医療における教育の保障）

⑴　日本看護協会による方針

平成11（1999）年、日本看護協会は「小児看護領域で特に留意すべき子どもの権利と必要な看護行為」として、「説明と同意」、「最小限の侵襲」、「プライバシーの保護」、「抑制と拘束」、「意思の伝達」、「家族からの分離の禁止」、**「教育・遊びの機会の保障」**、「保護者の責任」、「平等な医療を受ける」**の９項目**を看護の方針として示しています[14]。

⑵　医療における子ども憲章

海外では**昭和63（1988）年**に「病院の子ども憲章」が、子どもヨーロッパ会議で合意され、入院に関する子どもの権利を多面的に保障しようと実現すべく活動しています。**日本でも令和４（2022）年３月に日本小児科学学会が「医療における子ども憲章」を提示し、「子どもの11の権利」**についてコメントを発出しています。その中に**「病気の時も遊んだり、勉強したりする権利」**が挙げられています（医療におけるパブリックコメント[15]）。

以上のように日本国憲法を土台に、現状に合わせて子どもの教育保障に関する様々な法的整備が徐々になされてきていますが、現実には、その法的根拠に基づいた運用は、途上にあり、その実現に向けた活動がより一層求められていると思います。

引用文献

１）文部科学省：日本国憲法https://www.mext.go.jp/b_menu/kihon/about/a002.htm（2023.7.6閲覧）

２）教育基本法：https://www.mext.go.jp/a_menu/shotou/tokubetu/material/010.htm（2023.7.6閲覧）

３）学校教育法：https://elaws.e-gov.go.jp/document?lawid=322AC0000000026（2023.7.6閲覧）

４）特別支援教育をめぐる制度改正

https://www.mext.go.jp/a_menu/shotou/tokubetu/001.htm
（2023.7.6閲覧）
5）児童憲章
https://www.mext.go.jp/b_menu/shingi/chukyo/chukyo3/004/siryo/attach/1298450.htm（2023.7.6閲覧）
6）令和４年６月に成立した改正児童福祉法について
https://www.mhlw.go.jp/stf/seisakunitsuite/bunya/kodomo/kodomo_kosodate/jidouhukushihou_kaisei.html（2023.7.6閲覧）
7）日本ユニセフ協会、児童の権利に関する条約（子どもの権利条約）
https://www.unicef.or.jp/library/pdf/haku10_04.pdf（2023.7.6閲覧）
8）障害を理由とする差別の解消の推進
https://www8.cao.go.jp/shougai/suishin/sabekai.html（2023.7.6閲覧）
9）医療的ケア児およびその家族に対する支援に関する法律の全体像
https://www.mhlw.go.jp/content/11907000/000843242.pdf（2023.7.6閲覧）
10）病気療養児に対する教育の充実について（通知）文部科学省
https://warp.ndl.go.jp/info:ndljp/pid/11373293/www.mext.go.jp/b_menu/hakusho/nc/1332049.htm：2019.10.2国立国会図書館保存URL（2023.7.6閲覧）
11）第４期がん対策推進基本計画
https://www.mhlw.go.jp/content/10901000/001077912.pdf（2023.7.6閲覧）
12）義務教育の段階における普通教育に相当する教育の機会の確保等に関する基本指針の策定について（通知）
https://www.mext.go.jp/a_menu/shotou/seitoshidou/1384370.htm（2023.7.6閲覧）
13）厚生労働省　最近の母子保健行政の動向より、成育基本法
https://www.mhlw.go.jp/content/12601000/000484469.pdf（2023.7.6閲覧）
14）小児看護領域の看護業務基準.日本看護協会看護業務基準集2007年改訂版.2007, p.61.
15）公益社団法人　日本小児科学会　医療における子ども憲章
https://www.jpeds.or.jp/modules/news/index.php?content_id=897（2023.6.26閲覧）

第２節　病気に罹患した子どもにとっての復学支援の必要性

１．なぜ子どもへの復学支援が必要なのか

病気のため長期の入院や療養が必要な子どもは、身体的苦痛、生活上の制限に伴う苦痛、さらには、学校生活や友人からとり残される不安を抱いています[1),2),3),4)]。そのため、入院・療養中から、子どもの復学を見据え、学校や友人との連絡を維持することや、支援・準備をすることは、入院・療養中の子どもにとって、安心につながります。

また、子どもが退院し自宅療養を終え、復学できるようになっても、復学当初から万全な体調ではなく、多くの子どもが病気や治療により体力の低下や、免疫力の低下、容姿の変化などが生じており、それらに関する心身の苦痛が生じます。そして、体調や容姿の変化は、学校生活活動や友人関係、学習へ影響をきたすことも少なくなく、子どもの心理的負担にもつながります[5),6),7)]。そのため、復学後に予測されるこのような問題への対処方法について療養中から支援したり、望ましくない影響を予防したりする必要があります。

さらに、復学後も外来や自宅で治療が継続される場合が多く、退院後の期間が短いほど通院間隔も短くなりがちです。がんなどの慢性疾患の治療をする病院の外来診療は主に平日であるため、通院のために学校を欠席・遅刻・早退することもしばしばあります。近年は、入院期間が短くなっており、長期間の治療を必要とする場合には、入退院の繰り返しや通院をしながら治療することも増えています。しかしながら、薬剤の副作用などによる身体的苦痛のため、退院したからといって登校できない場合も少なくありません。そのような場合でも、学籍のある学校とのつながりを保ち、体調回復時にはスムーズに学校生活が送れるような支援の継続が求められます。

登校した場合も学校で、薬剤の内服や注射、排泄や食事への留意、杖等を使用しながら安全に移動することなどを含む健康管理が必要です。なかには、気管カニューレを挿入し吸引が必要な子どもや、中心静脈カテーテルを挿入中の子どももいます。つまり、治療や体調の維持のために、学校生活においても健康管理を継続する必要があります。逆に、健康管理を継続することで学校生活が可能になるともいえます。

例えば、小児糖尿病の治療目標には、症状コントロールや合併症予防と並び、健常児と同等の生活（学校生活を含む）を送ることや正常な成長・発達をすることが含まれており[8)]、子どもの生活や成長・発達を維持・促進するためには、血糖コントロールのための治療・健康管理が不可欠です。

また、子どもは、同年代の仲間と時間・場所を共有し、精神的つながりを実感することへの欲求をもっており、がんに罹患した小中学生や高校生は学校生活において「皆と一緒に活動に参加したいという目標」[5)]や「特別視されたくない」気持ち[1),6),9)]を抱いていることが報告されています。このような集団同一性の獲得は思春期前期の重要な発達課題であり[10)]、自然な欲求です。つまり、病気をもちながらでも子どもらしい社会生活を送ることができるよう、療養当初から復学を見据えた支援が重要なのです。

2．何についての支援が必要か－復学する子どもが遭遇すること

1）子どもの緊張・不安や意欲

久しぶりに登校する子どもは、体調面、活動面、容姿の変化、人間関係など、様々なことについて不安や緊張を抱きます[11)]。たとえ、入院・療養中にオンライン授業を受けていて学籍上の異動がない場合でも、しばらく登校できなかった状態から久しぶりに登校する際の子どもの気持ちは同様と考えられます。

友人やクラスメイトに久しぶりに会うことは、楽しみな反面、緊張することです。長期入院の間に進級した場合は、クラスメイトも替わり、緊張が強くなります。さらに、容姿の変化がその緊張感や不安を強めます。入院以前と容姿が変わっている場合や、他の児童・生徒と異なる外見（帽子、装具など）である場合は、他の児童・生徒が自分にどのような視線を向けるか、自分の外見について何か言われるのではないか、とても敏感になります。そして、好奇の目が向けられることや、好奇心からいろいろと尋ねられることで嫌な気持ちになります[12)]。

教員とも久しぶりに会うことで緊張する上、支援のために教員の質問や関わりが多くなることでクラスメイトの視線が気になることもあります。長期入院の間に進級した場合は、担任など学校の教員が代わっている場合もあり、教員とも新たな関係構築が必要となり緊張が高まります。

学校生活活動を行う体力や、病気の症状や治療の副作用による体調面にも不安が生じます。子どもは基本的には学校の皆と同じ活動に参加したいのが本心であり、

体力が低下しているために不参加あるいは負荷の軽い活動を選択せざるを得ない場合は、残念な気持ち、自分だけずるいのではないかという罪悪感や抵抗感、もどかしさを抱きます[2),5)]。一方、無理をして皆と同じ活動を行う場合もあります[6)]。皆と同じでありたいという気持ちには、純粋な欲求であるとともに、特別扱いされたくない[1),6),9)]など周囲の視線を気にする気持ちも含まれています。

また、容姿・体力面・学習面などにおいて、入院前の自分との違いに対する混乱・葛藤[2)]を生じたり、皆と同じように学習ができないことでとても嫌な気持ちになったりします[5)]。そして、これらのことは、せっかく復学した学校に行きたくないという気持ちを引き起こし、欠席の増加や不登校につながる場合もあります[6)]。さらに、退院後も通院や体調不良等により欠席や早退・遅刻が生じやすいことで、学習意欲や到達度の低下、クラスに馴染みにくいなどの緊張感が長引く可能性があります。

学校生活において、病気・入院による長期欠席や転校、たびたびの欠席・早退・遅刻、以前と異なる容姿や皆と異なる装着物、皆と同じ活動をしないことは、周囲の児童・生徒にとっても容易にわかることであり、不思議に思う児童・生徒もいます。そのため、復学した子どもにとってそれらについての質問が直接自分に向けられる不安や、尋ねられた時の緊張感は大きなものです。

以上のような子どもの気持ちは、２）以下に具体的に記載している体調管理、活動調整、容姿の変化への対応、人間関係のことすべてに関係します。そのため、保護者・教員・看護師などが子どもの気持ちを理解して、受け止めるとともに、具体的な対応について、子どもへの助言、大人が行うことなどを伝えることで安心や心の準備につながります。

２）体力の低下や倦怠感

入院や療養による体力低下があり、長期であるほど筋力も低下します。特にがんの場合、複数回の抗がん剤の副作用のため倦怠感、嘔気・嘔吐・食欲低下、貧血、感染リスクなどが生じる[13),14),15)]ことで、体力の消耗や活動量の低下が著しくなり、臥床傾向となることもあります。また、入院生活中の活動範囲は、ほとんど病棟内で、段差のない場所での水平移動です。検査やリハビリなどで別の階に移動する場合は、エレベーターを使用します。入院中は荷物を持って歩く機会も少なく、浴室への移動時、下膳、病室外で学習する場合、外泊時などに限られます。

退院後の学校生活では、通学、階段を使用した移動、体育などがあり、入院や療養中の活動とのギャップが大きいです。そのため、体力に合わせて、通学方法の選択、学校にいる時間の調整、体育や活動量の多い行事への参加方法、移動時に荷物を運ぶ手助けなどを調整する必要があります。小児がんを経験した小・中・高校生の子ども達は、自身の体調で可能な活動・不可能な活動、活動後の身体への影響、さらには活動への参加方法による教員や他生徒の反応を予測した上で、体調に合わせた運動・その他の活動方法や、学校生活のための体調管理方法を決定しています[5)]。

しかし、体育など皆と同じ活動ができないことは、皆と同じでありたいという欲求が満たせないことであり、周囲の視線を気にする気持ち、自分だけずるいのではないかという罪悪感[5)]を抱く場合があります。無理をして皆と同じ活動を行う場合もあります[6)]。疲労感や倦怠感などは自覚症状なので周囲にはわかりにくく、顔面蒼白・ふらつき・自力で歩行できないなど明らかに症状が出てからしか気付かれないことがあります。学校で数時間あるいは1日過ごすだけで疲労が強く、帰宅後はすぐに寝てしまう場合もあります。

したがって、子どもの気持ちを理解し受け止めること、帰宅後などに休息をしっかりとれるようにすること、そして、子ども自身が適切な認識に基づく適切な行動を選択できるよう、入院中から退院後を見越した対処力を高める支援が必要です[16)]。また、少しずつ活動負荷をかけていくことで体力が回復していくので、登校時間を延ばす、体育の見学時間を徐々に減らす、片道ずつ徒歩通学にするなど、段階的に活動量を増やしていくことが大切です。

3）免疫力の低下

免疫力の低下をきたす薬剤には、抗がん剤、免疫抑制剤、副腎皮質ステロイド薬などがあります[13), 14), 16), 17), 18)]。これらを治療に用いる病気は、がん、再生不良性貧血、腎疾患、リウマチ性疾患など多様です。また、白血病や再生不良性貧血は骨髄機能に異常をきたす病気であるため、病気そのものによって免疫力が低下する状況が重なります。免疫力が低下していると、感染症に罹患しやすく、重症化しやすくなります。さらに、前述の治療中や治療後の一定期間は予防接種を受けることができないため、感染症への罹患や重症化の可能性が高い時期です。

学校という集団生活の場は、感染症が伝播しやすいです。さらに、小学校低学年までの子どもは、大人よりも免疫グロブリンの生成力が低く、各種予防接種の完了前であるため、免疫力が低いです。そして、年齢が低いほど感染予防行動の徹底が難しいのが一般的です。

そのため、病気や治療により免疫力が低下している子どもが復学する場合は、本人が手洗いやマスクなどの感染予防行動をとるだけでなく、周囲と調整して感染を予防する必要があります。具体的には、以下のようなことを主治医や学校と相談することが望ましいです[19)]。

・同じクラス内に複数名の発熱・感染者が判明した場合や、水痘やインフルエンザなど感染力の強い感染症の発症者が判明した場合は、欠席し自宅療養をする
・クラスメイトの発熱や感冒症状の観察
・動物の世話、掃除、水泳（プール）など清潔でないものとの接触を避ける
・教室内の換気やクラスメイトの手洗い

4）容姿の変化

病気・治療による容姿の変化には、抗がん剤による脱毛、副腎皮質ステロイド薬による満月様顔貌や中心性肥満、低身長、上肢や下肢の装具、カテーテルや手術創などの傷跡、アトピー性皮膚炎やチアノーゼ、黄疸による皮膚色の変化などがあります。特に思春期は容姿への関心が強い時期であり、このような容姿の変化や、それに対する友人の反応などによりとても嫌な思い[12)]をして、退院後の登校を避け、長期欠席[1),6)]や高校退学をする場合もあります。これらは容姿の変化により社会的状況を避ける対処であり自己防衛的対処行動[7)]に該当するといえます。

容姿の変化を伴う病気や治療の場合、復学後の対処方法を入院中から、子ども・保護者・医療関係者・学校の教職員がともに相談しておく必要があります。登校時は、脱毛に対してウィッグや帽子、満月様顔貌に対してマスクをすることで対処した例がありますが、これらを装着すること自体が周囲の児童・生徒と異なり目立つことを気にしたり、夏は暑くて苦痛を伴ったりすることがあります[1),5),6)]。また、これらの装着物を一時的に外さざるを得ない場面での緊張感や周囲の反応への気掛かりが生じます[5),6)]。

したがって、容姿の変化をカバーする対処方法の他、復学先の児童・生徒が言動に配慮できるよう、教員から事前説明しておくことも検討するとよいでしょう。ただし、復学先の児童・生徒へ事前説明する前には、子ども・保護者の希望と同意を確認することが必須であり、事前説明することで特別視されることを恐れる子ども

表1-2-1　学校生活で必要となる可能性のある薬剤や健康管理

	具体的内容例
薬剤管理	内服薬、軟膏、吸入薬、点眼薬、点鼻薬、貼付薬、注射薬（インスリン、エピペンなど）
食事への留意	免疫力低下、腎疾患、消化器疾患、糖尿病の補食
排泄管理	ストマ造設中、消化器疾患における下痢への対応
呼吸状態の管理	気管カニューレ、吸引
カテーテル等の挿入物	中心静脈カテーテル、気管カニューレ、インスリンポンプ、脳内シャント、人工血管内シャント
杖や装具・補助具の使用	階段や段差、トイレ等への移動時の留意
身体的負荷をかけない活動強度の調整	循環器疾患・腎疾患・肝疾患等における医師の指示範囲の活動強度（学校生活管理指導表）
感染予防	手洗い、マスク、清潔でないものとの接触を避ける、感染症流行時の自宅療養
日焼け予防	長袖、日焼け止めの使用、日陰

と保護者がいることを理解しておく必要があります[1), 2), 4)]。

5）薬剤・健康管理・通院の継続

慢性疾患では、退院後や自宅療養後に学校生活に戻ってからも、多くの場合、薬剤・健康管理や通院の継続が必要です。具体的には、表1－2－1のような内容があります。

また、定期的な通院のほか、体調不良時の受診の目安も子ども・保護者・医療関係者・教職員が共有しておく必要があります。

6）欠席や遅刻・早退について

病気をもつ子どもは、定期通院や体調不良時に欠席や遅刻・早退をする場合があります。体調不良については、退院後も薬剤の内服等の治療継続により副作用をきたす場合や、病状の悪化、体力低下による疲労、感染症への罹患などが考えられます。また、先に述べたように、感染症の流行時は感染予防のために欠席や自宅学習をせざるを得ない可能性もあります。

そのため、学校やクラスに馴染むのに時間がかかることや、学習や友人関係が深まらない可能性があります。高校生は義務教育でないため、授業への欠席が続くと単位認定に影響が出る可能性があります。定期受診については、特定の授業の欠席が続かないよう、あるいは欠席時の内容を補えるよう、子ども・保護者・医療関係者・教職員間で事前に相談しておくとよいでしょう。

7）友人関係の維持・新たな関係構築への不安、特別扱い・無理解への負担

復学により友人やクラスメイトに久しぶりに会うことは、楽しみで嬉しいこと[12)]である一方、緊張することです。会わなかった期間や連絡をとらなかった期間が長い場合は不安が強いことでしょう。さらに、長期入院の間に進級した場合は、クラスメイトが替わることで緊張が強くなります。学校生活は学級で過ごす時間が長いので、どんなクラスメイトがいるのかということは、心理的にも授業・休憩時間の活動面でもとても大きな要素であり、それらが体調管理の上でも影響する可能性があります。仲の良い友人がクラスにいるのか、以前同じクラスだった子や知っている子がクラスにいるのか、逆にあまり仲の良くない子が同じクラスにいるかなどによって、安心したり不安になったりします。新しいクラスメイトと新たな友人関係を築くことへの期待と不安もあることでしょう。安心要素も不安要素もどちらも事前に知って、心の準備をしておくことが望ましいでしょう。入院中に双方向性の遠隔授業や休憩時間のクラスメイトとの交流ができている場合は、これらの不安は比較的小さいかもしれません。

復学する子どもは、友人やクラスメイトがこれまでと同様に接してくれるのか、自分を見てどんな反応をするのか、とても気になります。前述したように、容姿の変化がその緊張感や不安を強めます。入院以前と容姿が変わっている場合や、他の児童・生徒と異なる外見や装着物などがある場合は、他の児童・生徒の視線や言葉に敏感になります。入院中に遠隔授業に参加している場合でも双方向性でなく、入院中の子ども側のカメラをオフにするなど、入院中の姿をクラスメイトに見せていない場合は同様の不安が生じるでしょう。直接関わらない学年・学校内外の児童・生徒であっても好奇の目や好奇心からの言葉に嫌な気持ちになります。

また、病気・入院による長期欠席や転校、たびたびの欠席・早退・遅刻、体育の見学など、皆と同じ活動をしないことは、他の児童・生徒にとっても容易にわかることであり、不思議に思う児童・生徒もいます。そのため、復学した子どもがそれ

らについて尋ねられる不安や、尋ねられた時の緊張感は大きなものです。復学した子どもは学校の皆と同じ活動でありたい・同じ活動をしたいという気持ちが強く[2), 5)]、純粋な欲求であるとともに、特別扱いされたくない[1), 6), 9)]・周りから注目されたくない[5)]・ずるいと思われるのではないか[5)]といった周囲の視線を気にする気持ちも抱きます。復学直後は支援のために教員の質問や関わりが多くなることで、他の児童・生徒に特別扱いされていると思われることを心配する場合もあります。

そのため、保護者・教員・看護師などが子どもの気持ちを理解して受け止めるとともに、復学前に具体的な対応について、子どもとともに考えること・助言することや、大人が行うことを伝えるなどにより、安心や心の準備につながります。例えば、担任教員にクラスメイトへ事前に説明してもらう、他の児童・生徒に尋ねられるかもしれないことやその応答を一緒に考える、頼りにできる友人は誰か子どもや担任教員とともに事前に相談することなどが考えられます。

8）教員との関係の再構築、特別扱い・無理解への負担

入院中に教員が面会可能な場合もありますが、病院内の感染予防のためや、入院する子どもの体調により、面会できない・極めて短時間という場合も多いでしょう。特に、小児がんにより入院している子どもは免疫力が低く、小児病棟に入院する他の子どもも免疫力が低い場合が多いため、入院中の面会制限があります。入院している子どもが入院前からの在籍校の遠隔授業に参加することで、入院中の交流が持てる可能性もありますが、容姿の変化や病院環境により、入院している子どもの姿を学校側に見せない場合もあります。そのため、退院前の復学支援会議などで教員が病院に出向くことは、教員が退院直前の子どもに会い様子を知る貴重な機会になります。

復学により子どもは、友人だけでなく教員とも久しぶりに対面することで緊張することでしょう。長期入院の間に進級した場合は、担任教員や養護教諭、校長、教頭など学校の教員が代わっている場合もあり、新たな人間関係の構築に緊張が高まります。しかし、担任教員や養護教諭など限られた教員と、復学前に事前に会う機会があれば、復学時の緊張は和らぐことでしょう。

保護者からの電話や復学支援会議などで直接事情を知っている教員は、子どものニーズを捉えた対応ができますが、情報共有されていない教員が他の生徒と同様に

対応（エレベーターや職員用トイレの使用不可、帽子の着用不可など）してしまうことで、子どもに大きな負担がかかることがあります。

一方、教員が支援のために質問や関わりを多くすることや、他生徒に説明せず配慮をすることで、クラスメイトの視線が気になることもあります。また、復学する子どもにとっても、他生徒からみても特別扱いに感じてしまう場合もあります。

そのため、復学前から教員と十分連絡をとり、支援や配慮が必要なこと・不要なこと、教員間で情報共有してほしいこと、事前に生徒に説明してほしいことなどについて、伝えて合意を得ておく必要があります。このことが、復学する子どもと保護者だけでは十分にできないこともあり、病院と学校が連携した復学支援が必要な所以です。

9）学習の遅れ

入院中は体調不良や治療・検査、学習環境の人的・物理的不足などにより、教育が受けられなかったり、学習習慣が中断したりする可能性があります。院内学級や訪問学級、遠隔授業などの利用で教育を受けられたとしても、体調等により多くの場合、学習時間は入院前より激減します。また、入院中の学習は少人数、マンツーマン、単独であることが多く、グループ討議が不足するなど、学習内容・方法の偏りも生じます。それらは、子どもの孤立感、学習意欲や学力の低下、苦手分野の助長、体験的実感の不足、学習の遅れに対する不安などにつながる可能性があります。

そして、復学後に子どもは、学習の遅れを実感し、その遅れを取り戻す困難さや、学習が楽しくないと感じます[2)]。さらに、学習面でも皆と同じようにできないことはとても嫌な気持ちになったり[5)]、入院前の自分との違いに対する混乱・葛藤[2)]につながったりすることもあります。これらが欠席の増加や不登校につながる場合もあります[6)]。学習の遅れの実感は、進学のための受験の不安にもつながっていきます。

さらに、退院後も通院や体調不良等により、欠席や早退･遅刻が生じやすいことで、学習の遅れや、学習意欲・到達度の低下、高校生では単位認定の困難・留年[20)]に遭遇する場合もあります。通院が同じ曜日となることで通院日の特定科目の遅れ[20)]が生じることもあります。また、復学後は学校での学習だけでなく、宿題が出されることも多く、中学生以上では分量も多く負担になることがあります。長期入院や小児がんなど強度の治療により、体力低下がある場合は、登校するだけで精一杯であり、帰宅後に宿題に取り組む体力がなく、ますます学校での学習進度に追い付けないという困難も発生します。そして、宿題に皆と同じように取り組めないことは、子どもの自尊心の低下や、皆と違うという疎外感、教員が許容した場合は特別扱いとみられる苦痛など、心理的にも影響を及ぼす可能性があります。

したがって、入院中から学習環境を整え、学習空白や遅れを生じさせないようにすることが重要であるとともに、復学前の体力回復、復学後に取り組むことについて子どもが優先順位と気持ちの折り合いをつけられるような支援が必要となります。

10）学校外での行事参加・緊急事態のための準備

学校生活では、研修旅行や宿泊訓練、遠足など、学外で行われる行事等があり、宿泊を伴う場合や遠方へ出かける場合、子どもにとって楽しみと不安が同居し、保護者や教員にとってはそれ以上の不安が生じることでしょう。特に、教員には学外活動において児童・生徒全体について、校内とは異なる緊急事態を想定した準備や実際の対応が求められます。そのため、復学して間もない体調回復途上の子どもを引率する教員の不安や負担が大きい場合は、保護者の付き添いを求める場合もあり、子どものことをよく知る保護者が症状に対処したり、帰宅や緊急受診の判断をしたり、実際の移送をすることが期待されます。

子どもにとって、保護者が付き添うことが安心につながる場合もありますが、中学生・高校生では他の児童・生徒との違いを感じることになるので、付き添う方法についても、子どもや教員と話し合う必要があります。また、子どもの体調悪化の可能性が高いと判断される場合については、緊急受診に備えて、あらかじめ主治医に紹介状を記載しておいてもらうことも必要でしょう。

11）学校での病気・体調・活動調整等の伝え方や、伝えない判断

これまで述べたように、長期の療養・入院後に復学する子どもは、学校生活に適応するまでに少しずつ段階を経ていくため、どうしても他の児童・生徒と違う活動方法や装着物、大人の援助等があります。学校生活のなかでも、病気や治療の影響により体調の変化が生じる可能性もあります。そのため、子どもや保護者は、学校の教員や児童・生徒に理解やサポートを得るために、適切な説明をする必要があります。

一方、必ずしもすべてについて伝える必要はなく、復学後の学校生活に適応している場合は、進級や進学後には伝える必要がないと判断する人もいます[1), 5), 21)]。また、尋ねられたら伝える、尋ねられても伝えない[5), 22)]という対処方法もあります。尋ねられても伝えない場合には、嘘を言ったりする場合もある、軽く流す、適当に流すなど「曖昧にする」場合や、何も言わない、内緒と言うといった例があります[22)]。ただし、事実と異なる伝え方をした場合は、その後に矛盾が生じないように気を配る必要が生じるので留意が必要です。

復学を控えた時期や復学直後であれば、担任教員には保護者が詳細な説明をする場合が多いと思われますが、学校の教員間の情報共有については、保護者の意向や学校の体制によって異なる可能性があります。児童・生徒への説明の仕方については、さらに個々の子ども・保護者の意向、学校生活で遭遇する状況の予測、教員・医療者からの助言、同様の病気を経験した子どもや保護者からの助言等によっても異なるでしょう。また、同じ内容であっても、尋ねられた相手との関係性やその時の同席者や雰囲気などによって、子どもの対処方法が異なることもあるでしょう[21), 23)]。

子どもは他の児童・生徒にどのように思われるか、何を言われるかについて、とても不安をもっています[5)]。病気のことをわかってもらえないことで誤解やいじめの原因になる[24)]と実感している場合もあります。あらかじめ保護者、教員、医療関係者などと相談し、事前説明してもらったり、自分が説明することを準備したりしておくことで、安心につながります。何度も繰り返し起こるようなことは最初にまとめて伝えるとその都度説明せずに済みます。

表1−2−2に、子ども自身が、あるいは子どもが保護者や教員と相談して、教員や友人、クラスメイトなどに、病気・体調・活動調整等を伝える必要があると考えられる状況や、伝えるかどうか判断・見極め・相談が必要な状況について挙げています。これまで述べた子どもの不安、免疫力低下、容姿の変化、友人関係、教員との関係などとも関連する内容です。友人やクラスメイトに伝える内容について[5), 21), 22), 23)]は、病名、病気･入院経験、通院、手術経験、薬、体育の見学、ウィッグ、体調、病状などが含まれます。クラスメイトに病名を伝えたくない意向の人[5)]もいれば、友人に病名について伝える人もいます[1), 21), 22), 23)]。その他、手助けしてほしいこと[5)]、皆と同じことをやりたいので普通に接してほしいこと[6)]、今後の見通し[23)]、つらい経験の打ち明け[23)]などがあります。

表1-2-2　学校関係者に説明が必要となる可能性のある状況

大項目	小項目 （※伝える場合・伝えない場合あり。理由を伝える場合、状況のみ伝える場合あり。複数の内容を関連付けて伝える場合もあり）
長期欠席の理由	病気で入院していたため、病名、治療（手術、点滴など）の特徴　等
復学後の欠席、早退・遅刻	通院のため、体調が良くないため、インフルエンザが流行っているため　等
体調の悪化、症状の出現	具体的な症状、緊急受診・早退・保健室へ行く・休憩・内服などの対応　等
活動調整	体育や行事の見学・不参加・部分参加、登下校の送迎、掃除当番などの役割分担の免除や調整
他の児童・生徒と異なる飲食物	低血糖予防の補食、制限食品を除いた給食や昼食の持参　等
容姿の変化、外見・装着物	帽子、ウィッグ（更衣時にとれる可能性を考慮）、マスク、装具、カテーテル　等
学校内での健康管理行動	表1-2-1参照。主に教室内など他の児童・生徒がいる場面で実施すること（内服など）、保健室に行く時間　等
他の児童・生徒と異なる校内設備の利用	エレベーター、職員用トイレ　等
接し方についての要望	これまでと同じように接してほしい、移動時に荷物を持ってほしい、体調不良時に保健室まで連れていってほしい、外見のことは何も言わないでほしい　等

子どもが病気・体調等について友人に伝えること・伝えないことを判断する場合、学校での病気の認知のされ方や自分に対する他生徒の言動などの状況を認識[5]し、自分のことをわかってほしいという気持ち[1), 5), 21), 23)]をもっています。しかし、自分のことを伝えること（自己開示）のジレンマを抱いており、誤解を防ぎ気遣ってもらうための自己開示・情報開示の必要性と、過剰に扱われる・できることもできなくなるなど、開示に伴う不都合を同時に考えています。小児がん治療後はウィッグの装着に関する自己開示に関する迷い[5]も大きく、親・医療者・同じような病気・治療の経験者などに相談する場合もあります[5]。伝える相手によって、伝える人や伝える方法はいろいろありますので表1-2-3に例を挙げています。

友人やクラスメイトに伝えた後の気持ちとしては、わかってもらえた満足感[1), 5), 21)]、友人との関係が変わらない安心感がある[5), 21)]、伝えることを自分で決めた感覚[5)]など肯定的な気持ちが多く報告されています。一方、相手の反応の乏しさや困った様子[21)]、第３者への開示に対する否定感[21)]、強い緊張感[5)]など、伝えた後にストレスとなることもあります。そのため、保護者、教員、医療職は、このようなことを復学前に想定・情報共有しておく必要があります。そして、復学後に友人やクラスメイトに伝えた後の子どもの気持ちについても受け止める必要があります。

表1-2-3　復学先の教員や児童・生徒に伝える方法の例

	伝える人	伝える相手の範囲	伝える手段・時期
教員へ伝える方法	保護者	担任、養護教諭、 学年主任　など	・口頭（入院中の面会時、調整会議時、復学後） ・電話、手紙（入院中） ・連絡帳や手紙（復学後）
	子ども自身	担任、養護教諭、 部活の顧問	・口頭（入院中の面会時、調整会議時、復学後） ・電話やメール（入院中）
	院内学級教員 （入院中に転学した場合）	担任	・電話やメール（入院中：学習状況） ・口頭（入院中の調整会議時・面会時）
	教員 （担任など保護者から連絡を受けた教員）	校長、教頭、 学年主任、 職員全体　など	・口頭で個別や職員会議（保護者や医療者から連絡があった時期、復学前調整会議の前後）
	医療者	担任、養護教諭、 学年主任　など	・口頭（学校–病院間の調整会議時） ・学校生活指導管理表などの文書：医師（復学直前） ・学校に出向き口頭(復学直前・復学後)
児童・生徒へ伝える方法	子ども自身	個人、グループ、 学級全体、部活　など	・直接口頭（復学後） ・SNS（入院中、復学後） ・手紙（入院中）→教員が代読
	教員	学級全体、 学年全体、全校	・口頭（入院時、復学前調整会議後、復学直前）　※パンフレットやあらかじめ決めたことを読む場合もあり
	保護者	学級全体、 学年全体、全校	・手紙（復学直前、復学後） →教員が代読 ・学校に出向き口頭（復学後）

引用文献

1）宮城島恭子、大見サキエ、他1名（2017）小児がん経験者が病気をもつ自分と向き合うプロセス－思春期から成人期にかけて病気を自身の生活と心理面に引き受けていくことに着目して－、日本看護研究学会雑誌、40(5)、pp.747-757.

2）永吉美智枝、斉藤淑子、他3名（2020）小児がん経験者の復学後の成長発達過程における生活上の困難、日本小児血液・がん学会雑誌、57(2)、pp.150-156.

3）小代仁美、早川友香（2015）小児がんの子どもの闘病体験に関するメタ統合、奈良看護紀要、11、pp.24-32.

4）仁尾かおり（2008）キャリーオーバーする中学生・高校生の病気認知の構造と背景要因による差異、日本小児看護学会誌、17(1)、pp.1-8.

5）宮城島恭子、大見サキエ、他1名（2017）小児がんをもつ子どもの学校生活の調整に関する意思決定プロセスと決定後の気持ち－活動調整と情報伝達に焦点を当てて－、日本小児看護学会誌、26、pp.51-58.

6）Miyagishima, K., Ichie, K., et al（他2名）（2023）The process of becoming independent while balancing health management and social life in adolescent and young adult childhood cancer survivors. *Japan Journal of Nursing Science*. e12527. https://doi.org/ 10.1111/jjns.12527

7）Lee, M., Mu, P., et al（他4名）（2012）Body image of children and adolescents with cancer: A metasynthesis on qualitative research findings. *Nursing and Health Sciences*. 14, pp.381-390.

8）日本糖尿病学会・日本小児内分泌学会（2015）小児・思春期糖尿病コンセンサス・ガイドライン、南江堂、p.47.

9）鈴木美佐、泊祐子（2020）「慢性疾患をもつ子どもの病気認知」の概念分析、日本看護研究学会雑誌、43(4)、pp.745-756.

10）Newman, B.M., & Newman, P.R.（2018）Early adolescence. In: Newman, B.M., & Newman, P.R. (Eds), *Development through life: A psychological approach*（13th ed., pp.317-370). Boston: Cengage.

11）森口清美、大見サキエ（2017）長期入院を経験した慢性疾患がある子どもへの復学支援に関する文献検討、岐阜聖徳学園大学看護学研究誌、2、pp.45-55.

12）がんの子供を守る会　Fellow　Tomorrow（2001）病気の子どもの気持ち ～小児がん経験者のアンケートから～

13）宮崎仁（2019）もっと知りたい白血病治療－患者・家族・ケアに関わる人のために 第2版、医学書院 pp.52-58.

14）東京都立　子どもと家族のための小児がんガイドブック、永井書店、pp.37-38.

15）国立がん研究センター　がん情報サービス　一般の方へ（ganjoho.jp）、症状を知る／生活の工夫、https://ganjoho.jp/public/support/index.html（2024年1月29日閲覧）

16）後藤清香、塩飽仁（2019）小児がん患者の復学支援に関する文献検討、北日本看護学会誌、

21(2)、pp.53-63.

17）加藤元博（2014）小児の化学療法における基礎知識、小児看護、37(13)、pp.1622-1625.

18）木村光明（2014）免疫科領域における化学療法の治療と効果、小児看護、37(13)、pp.1633-1636.

19）スクリエ －school reentry－復学支援プロジェクト．支援ツールのご紹介：「子どもが入院した時に、保護者の方々に知ってもらいたいこと」「子どもが入院した時、退院する時に学校の先生にお願いしたいこと」「おともだちをよく知ってもらうために」、https://school-reentry.com/（2024年1月29日閲覧）

20）絹谷果歩、本田順子（2022）小児がんにより患肢温存手術もしくは切・離断術を受けた子どもの学校生活への影響、日本小児看護学会誌、31、pp.10-17.

21）石河真紀、奈良間美保（2010）思春期にある先天性心疾患児の疾患に関する自己開示とそれに伴う体験、日本小児看護学会誌、19(2)、pp.9-16.

22）林佳奈子、桶本千史、他1名（2017）思春期心疾患児が自分の病気について尋ねられた時の対応、小児保健研究、76(1)、pp.25-32.

23）畑中めぐみ（2013）思春期の小児がん患児の復学後の情報開示、小児保健研究、72(1)、pp.41-47.

24）青木雅子（2012）先天性疾患患者が学童期に経験した病気の開示を巡るジレンマ、小児保健研究、71(5)、pp.715-722.

第3節　病気に罹患した子どもの保護者にとっての復学支援の必要性

1．保護者の置かれている状況について

病気に罹患した子どもの保護者にとっての復学支援は、発病当初は病気のこと家庭のことで頭がいっぱいになり、二の次になることですが、一旦状況が落ち着くと、子どもの学習の継続は大きな心配事の一つになります。例えば、小児がんの場合、我が子ががんに罹患するということは、保護者にとって大変な出来事です。がんの子どもの親は、診断時に圧倒的なショックと苦痛を受ける[1)]といわれており、それは、治療過程において最も苦痛を感じる経験のひとつです。それ以外にも、保護者は、発病後から抑うつや、不安、不眠、家族機能の再調整など課題が多く、混乱している状況にあり[2)]、そのような状況下でも、保護者は子どもと子どもの病気について話す人は自分たちが最適であると感じており[3)]、そのことは保護者のストレスをさらに高めていると思われます。このように、がんの子どもの保護者は複雑な経験をしながらも、病気の子どもの心理面と治療の管理、身体的サポートを行っているといえます。さらに、保護者の心理状態、身体的状態、診断以降の生活の変化による時間的拘束や仕事をやめるなどの変化、家族間の調整など様々な課題を抱えます。

小児がんの場合、約８割の子どもが治癒すると言われていますが、そのことは社会に広くは知られていません。治療開始に伴い、主治医から様々な説明を受けたとしても、がんが命にかかわる病気であるという一般的な知識に邪魔されて、一度にすべてを理解することは難しく大きな混乱の中にいます。しかし、保護者には、早速、苦痛を伴う治療や検査を受ける子どもを支える役割があります。さらに、付き添いなどが始まることにより、家事のこと、きょうだいのこと、仕事のことなど、多方面へのお願いや連絡のやり取りを短時間の間で行う必要があります。また、子どもが通っていた幼稚園や保育園、学校への連絡調整も必要になり、そのことは保護者の負担をより大きなものにしています。

昨今の核家族化により、家庭によっては、周囲に支援を求められる人がいない場合があります。特にきょうだいがいる家庭は、一気に大変な状況になります。入院している子どもには、母親が付き添うことが多いですが、その場合、母親は仕事を休職、もしくは失業することもあります。父親は仕事ときょうだいの世話、また病

院へのお見舞いなど負担が増加します。それぞれの家族メンバーの不安に周りの支援者は寄り添い、病気の子どもだけでなく、家族の大変さを理解し必要な支援を行う必要があります。

２．学習の継続における保護者の役割

子どもの発病から治療開始となり、学習の継続を行う時、保護者の役割は大きいものになります。「明日からしばらく学校を休む」と学校に連絡するのは保護者です。その際、先生方にその状況を説明することが求められます。

「子どもの病気のことだけで頭が真っ白なのに、学校の先生にも子どものことについて説明しないといけなかったことは、子どもの病気のことを受け止め切れない私にとってとても辛いことでした」

病院と学校間の連携において、いつもその中心には保護者の存在があります。入院直後には原籍校からの院内学級への転籍手続き、入院中には原籍校との関係の維持、退院時には復学調整、退院後には復学後の子どもへの様々なサポートと健康管理と、常に保護者は子どもをサポートするために、様々な役割を期待されます。その役割を分有できる職種として、医師、看護師、医療ソーシャルワーカー、院内学級教員、原籍校の担任教師やその管理職などの存在があげられます。

しかし、何よりも大切なことは、子どもと保護者の意向に沿った形での原籍校との連携を行うことです。一般的には、原籍校には入院当初から入院中、復学時から復学後のそれぞれの時期にあわせて必要な支援をお願いすることになりますが、その内容は一律ではありません。特に保護者によっては、子どもの病名や、容姿の変化について同級生には知られたくない、と考えることがあります。子どもと保護者の意向も揺れが生じます。例えば、入院当初は病名を絶対隠したい、と思っていた保護者が、退院時には子どもに必要な支援を受けるため、また子どもは命を懸けて治療を頑張ったのだから何も隠す必要はない、と考えが変わることがあります。さらに、子どもは髪の毛が抜けた容姿の変化を隠さず復学したい意向を示す一方、保護者はいじめの原因になることを恐れ、帽子やウィッグを装着して復学することを望むという、子どもと保護者間での意向の不一致が生じることもあります。そういった気持ちの揺れのそばにいる他者は必ず必要です。職種にとらわれることなく、し

かし主となる人物は固定し見守ることで、子どもも保護者も安心して気持ちの揺れを経験しながら、最善の方法を見つけることができます。

「生きてくれているだけで、もう十分なんです。無理をして学校に行って、友達にいじめられたりするくらいなら、お家でできることをして過ごせれば充分なんです」

病院と学校が連携する場合には、必ず保護者の同意が必要になります。しかし、保護者の中には子どもの不利益を心配するあまり、病院と学校間での必要な情報のやり取りに消極的な姿勢を見せる場合があります。

３．周囲の支援者に求められること

保護者が復学に対して消極的な姿勢の場合には、説得したりするのではなく、その消極的な姿勢にならざるを得ない心情を伺い、受け止め、その気持ちに沿った関わりが求められます。また、保護者の想いのみが尊重されることがないように、子どもの気持ちを確認し代弁する役割が周囲の支援者には求められます。子どもの中には、親の気持ちを推し量るあまり、自分の気持ちがわからなくなる子どもがいます。「自分はどうしたいのか」子どもとの対話を丁寧に重ねる機会は、子どもが、自分の希望に気づくことができる貴重な機会になります。

「私は早く友達に会いたいからすぐにでも学校に行きたいけど、ママは色々心配みたい。病気のことも、ママが先生に話しておいてくれるから、友達に聞かれても何も言わなくていいって言われた。ま、それでいいのかな…でも、友達には自分でちゃんと話せるといいな」

子どもと保護者の思いのずれはあってもそうおかしい事ではありませんが、実際には保護者の意向に子どもが合わせられることが多いと感じます。ずれが生じているときには、周囲の支援者は見守ったり、折に触れて子どもの気持ちを保護者に伝える役割があります。保護者の判断を責めるのではなく、子どもの代弁者になり、時に、子どもには保護者の代弁者にもなり、子どもと保護者の間での調整役として寄り添うかかわりが重要です。

引用文献

1）Kessel RM, Roth M, Moody K, Levy A（2013）Day One Talk: Parent preferences when learning that their child has cancer. *Supportive Care in Cancer* 21: 2977-2982.

2）Hung YL, Chen JY（2008）Exploration of social support available to mothers of children with cancer, their health status, and other factors related to their family function. *Hu Li za Zhi the Journal of Nursing* 55: 47-57.

3）Clarke JN, Fletcher P（2003）Communication issues faced by parents who have a child diagnosed with cancer. *J Pediatr Oncol Nurs* 20: 175-191.

第4節　病弱児に対する現職教員や教職を目指す学生の認識

これまで、関わってきた教員の中には、病弱教育に興味・関心をもち、引き続き治療や継続した支援が必要な子どもへの対応に配慮を示される教員もいますが、一般に健康な児童生徒を対象にしている教員にとって長期療養児・病弱児（長期療養児を含めて以後「病弱児」と略します）を理解する機会が乏しいといえます。さらに、対象疾患が「小児がん」となると「関わったことがないからわからない」という反応がほとんどです。そこでいくつか調査した結果の概要を説明します。

1．小児がんに特化した教員対象の調査から明らかになったこと

1）がんの子どもと関わった体験や病気の理解

2004年度A市全小学校の先生たちを対象に調査[1)]を実施したところ、がんの子どもと関わった経験のある教員は、全体の16.9％でした。同様に2006年度に人口80万の政令都市の全小学校の調査[2)]でも16.1％、2015年度A市で再調査した時は、11.7％と低下していましたが、さらに2018年度C市の全小・中学校対象の調査[3), 4)]では14.4％であり、がんの子どもと関わったことのある教員は、概して11％～16％を占めました。これは教員10名のうち1～2名の教員しか関わった経験がないということです。教員は経験年数が長いほど経験していましたが、これは割合としては少なく、小児がんが年間1万人に1人という発症率からすると当然といってもいいかもしれません。しかし、若年層の教員が担任になる確率が高いにもかかわらず、勤務経験が浅く、年齢が若いほど経験する機会が少ないことから、子どもへの対応について何らかの啓発が必要といえます。がんへの理解について、半数以上が「あまり知らない」と回答し、知識は乏しいと認識していました。「該当者がいないので、特に理解する必要がない」と回答している教員もいました。これは担任として初めて関わる場合、子どもの状態に速やかにかつ適切に対応できにくい状況であることが推察されました。また、各学校に1名配置の養護教諭の関わった経験の程度は、全校の約半数、即ち養護教諭の2名に1名が経験者であり、養護教諭でも経験がない場合、保護者や担任から相談されても実際の対応に困惑するのではないかと思われました。

一方、症状や副作用を「知っている」と回答した教員は少なく、２割弱で、「知らない」教員は８割強でした。さらに小児がんに関する知識として知っていると自覚している事柄を大きく分類すると疾患や副作用の症状、治療方法、経過、日常生活への影響、小児がんの種類でした。具体的内容は、「貧血」、「出血」、「免疫力低下」、「易感染」などのがんの症状や、比較的表面化しやすい「脱毛」、「悪心・嘔吐」などの副作用で全般的に網羅された内容でした。さらにいじめの対象となりやすい「肥満、満月様顔貌」や「皮膚の色素沈着」などの容貌の変化や「筋力低下」や「疲れやすい」など表面化しにくい活動力、「情緒不安定」などの精神的側面など特別な配慮を必要とする項目を回答した教員は少なく、子どもへの細やかな対応に必要な知識が十分とはいいがたいものでした。また、治療の見込みについて知っている人はわずか１割で、治療期間を知っている人も２割といずれも知らない人が８割～９割で知らないと認識していることがわかりました。外来治療があることは６割が知っていましたが、治癒率については９割が知らないと回答していました。

２）病気について知った情報源

病気のことを知った情報源は保護者が最も多く、前年度担任、全体の職員会議、現在の担任、児童本人、学校長、養護教諭の順であり、その他には、院内学級担任、教頭、医師、前籍校の担任、教育委員会、児童のきょうだい、知り合いも挙げられました。また、意外な場面として予防接種時、校医に指摘され発見された、生徒指導委員会、本人のかつらから、家庭からの健康調査書、児童福祉施設職員などもありました。学内の委員会の中で知る場合、「教育委員会」から直接連絡がくる場合があり、学校内の連絡体制だけでなく、教育委員会との連携も必要であることを指しています。偶然に知ってしまうような場面には、がんの子どもや家族が思いもしなかったようなところから情報が伝達されてしまう恐れがあり、特にこれらの伝達経路での情報の保護と誤った情報が伝達されないような配慮が必要となります。そして、校医、養護教諭、担任などは情報が漏れる恐れがあることを知っておく必要があり、保護者が本人に未告知で学校へ連絡したくない場合、告知をうけていない子どもに対して、病名が漏れないような配慮について十分保護者と話し合っておく必要があります。それについて医療者は、子どもの不利益を考慮し、復学した場合の配慮の必要性について、十分保護者に説明すると共にその対処についても話し合っておく必要があります。

3）保護者からの連絡状況と教員の対応状況

病名を知ったのは保護者からの情報が約６割強で最も多い状況でしたが、全体として保護者からの連絡や相談がある教員が約半数でした。その後の調査[3),4)]では、保護者と話す機会のない教員が７割、学校での配慮の必要な子どもに対する学校での支援体制があるのは約４割という結果もありました。つまり、現状は教員と保護者が十分連絡を取り合い、子どもにとって最善の環境と教育的配慮を提供しているとはいいがたいものでした。一方、相談された場合の内容は、学業の遅れ、体育の参加、通院による遅刻･欠席･早退、本人への精神的ケア、副作用（脱毛･肥満など）によるいじめ等でした。教員が相談を受けても子どもの対応に様々な困りごとがあることがわかりました。具体的には､｢本人への精神的ケア､学業の遅れ､体育の参加､車椅子の生活への配慮、卒業式の出席に関すること、服薬管理、本人だけでは登校できない場合の対応、自転車通学の場合の安全確保、本人に病名が分からないようにするための学年全体の指導、両親への精神的ケア、クラスメイト以外の児童への説明、学校での生活全般に関すること、クラスメイトがお見舞いに行きたいということや、逆にお見舞いに行けないことへの対応、他の児童・保護者・教員への理解にむけての協力要請、担任が変わって新担任との関係が取れないときの対応」等でした。そして、教員はそれら困ったことに対する対応として、保護者に主治医と相談してもらう、養護教諭や学校長に相談する、職員会議で話し合うなどで、その他には保護者と連絡相談する、院内学級担任と連絡を取り合う、教育委員会や病院と連携をとる、本人と納得いくまで話し合う、カウンセラーに相談するなど行っていました。教育支援のニーズの個別性は強調されすぎることはありませんが、このように個別対応をするためには、教員が安心して対応できる教員自身の知識の獲得と校内支援体制が望まれます。

4）クラスメイトへの説明と説明の有無による周囲への影響

関わった経験のある教員のうちがんの子どもに関するクラスメイトへ説明した教員は４割弱でその内訳は、主任、担任、養護教諭の順でした[2)]。説明するにあたり相談した人は、保護者、他の教員、養護教諭、子ども本人、主治医等でした。説明した内容は、「病気全般について、副作用や活動制限など、配慮・対応について、長期間欠席すること、入院した事実、本人の気持ち、保護者の気持ち」等でした。説明したことでよかったと思ったことは、「クラスメイトが子どもを理解し、配慮できたことが最も多く、本人へのよい影響となり、他の保護者の理解が得られたことや命の尊さ・親の愛情に気づいた」などでした。反対に説明したことでトラブルになったことについては、「病名の詮索や宗教団体の誘いがあった」というものでした。一方、説明しなかった理由はがんの子どもや保護者の状況を考慮した場合が最も多く、担任でないなど説明できない立場であるという教員の状況、クラスメイトが低年齢であるなど周囲の子どもの状況でした。そのため、説明しなかったことで、クラスメイトの困惑した反応と教師の対応の困難さが見受けられたため、がんの子どもの状態を説明する、他教員・親と連携した、一部の児童に説明するなどしていました。そして、がんの子どもの状態を説明するときは、子どもが病気であること、入院したこと、頑張っているなどや質問を投げかけた児童・生徒だけに説明するなどしていましたが、単に「風邪で欠席」と説明し、事実を伝えない対応をしている教員もいました。大方は担任・養護教諭・親と話し合うなどして連携して対応していました。周囲の人々からの支援が得られるためには、周囲が無理なく理解できる程度の情報量の提供が必要です[5)]。単に「入院している」とだけ伝達した場合、病気を詮索されやすいため、トラブルと認識されたのは、当然のことかもしれません。情報は伝達すればよいのではなく、逆効果もありうるということを常に考慮して慎重に提供するべきでしょう。がんの子どもにとってのクラスメイトへの説明のあり方について整理すると、第一に子ども・保護者の意思を尊重し、同意をとりながら、どのようにすればよいか共に話し合うこと、第二に教員間の情報の共有と守秘義務の徹底、第三に説明の内容を吟味すること、第四に説明後の当事者の子どもとクラスメイトの反応をよく観察し、それに応じた対応の検討が重要でしょう。

５）病弱児教育に対する認識と医療者への要望

病弱児の教育施設として「院内学級」や「訪問学級」の存在そのものについて教員の９割は知っていましたが、「訪問学級」や「院内学級」の具体的内容については知っている教員は４割弱で、知らない教員が６割と知っている教員を上回りました。2017年の調査[3), 4)]では、「復学支援」という言葉については３割程度の教員しか認知していませんでした。

教員は子どもの学習の経験と身体能力に対する不安があることから、子どもの療養中の学習状況や体力回復に応じた活動の範囲等情報提供を求めていることがわかりました。このように復学する子どもを受け入れる際、教員が医療者に望むこととして、学校での留意点の具体的説明・指示、急変時の対応、経過・見通しの定期的連絡、連絡先等のルート、本人や家族への対応の知識、医療機関の相談窓口の設置、学校内でどの程度話すか等でした。続いて小児がんについての専門知識や対応に関する情報を多くの教員が求めており、情報取得するための方法として医療関係者からの説明会・研修会等の開催やがんの子どもに対応した体験のある教員の話を聞くことやインターネット、専門誌の購読等が挙げられており、今後研修会が開催された場合、どの調査でも９割の教員が研修を受けたいと思っていました。教員の知識や要望は、教員の背景に関連していることがわかりました。例えば、症状や治療期間、治療の見込みについては、養護教諭が他教員よりよく知っており、院内学級の具体的内容については、学校長や養護教諭、特別支援教育担当が知っており、さらに今後も専門的知識を得たいと思っていました。主任や養護教諭がより専門的知識を得ることで、学校内での調整がしやすくなると考えられ、これらの教員への働きかけが重要だといえるでしょう。病気の理解や病弱教育に対して知らないと感じている教員が７割以上あり、教員の役割によって理解の程度が異なっていました。今後は学校での具体的対応の説明や相談窓口など連絡体制の整備をすることや研修会への参加意欲も伺えるため、がんについての専門的知識や対応に関する研修会等の提供が必要となります。

また、病院内に設置されている院内学級（特別支援学級）の教員で2006年の面接調査[6)]では、地元校からの連絡はほとんどなく、院内学級からは時々電話する程度であり、情報交換は少ないようでした。また、医療者とは入院や退院時に会議を行い、子どもへの配慮について話し合う程度であり、日常的には医療者との連絡体制はなく、主治医からの説明など詳しい説明を要望していました。

２．教員対象の研修会開催後の認識

上記の状況を踏まえ、筆者らはA地区において2005年より約10年間、病院の協力を得て、教員を対象とした研修会[7)]（院内学級施設の見学、医師・看護師の講演、復学支援に関するディスカッション等）を開催しました。また、B地区でも同様に数年間研修会を実施しました[8)]。当初は学校単位で実施したため教員全員の参加でした。数年後は自由参加としたため、参加者は少なくなりましたが、復学する児童を受け入れる直前であり、まさに切実な情報収集を望んでいる教員や意識の高い教員が参加していました。その状況を受け、A地区で2015年に全校に再調査したところ[9), 10)]、10年前より病気については、脱毛や感染しやすいなどについては一定の理解はありましたが、疲れやすい、情緒不安定になりやすい等についての認知は、あまり変化はありませんでした。外来治療が必要であるということについては、半数程度認知していました。このことから復学する場合の対応は、まだ十分ではないということがわかりました。研修会に参加したことでの意識や対応が変化したと認識した教員もおり、一定の研修会の効果は見られました。さらに小児がんであるなどの情報源を取得した時期は入院時が最も多いという結果でした。これは入院時であれば、早期復学支援への取り組みが可能になるということを示しています。また、養護教諭対象の研修会を実施したところ[11)]、養護教諭は一般の教員より、関わった経験は多い割合でしたが、経験が豊富でも小児がんに関する医療機関からの情報提供や医療者との連携を望んでおり、さらに学校内での協力体制の如何によっては連絡がないことにジレンマを抱えていることもわかりました。養護教諭は研修会には積極的に参加し、がんの子どもの理解と対応に対する理解が促進され、養護教諭としての役割を再認識していました。このように多少の意識の変化は見られましたが、復学支援体制の構築には、十分ではないと思われます。その他、学校の管理職対象の研修会[12)]では、保護者や医療機関との連携、子どもや保護者・クラスメイトへの対応、学校の支援の在り方、小児がんの理解が深まった等の効果がうかがえました。特別支援コーディネーター対象の研修会[13)]では、コーディネーターが子どもや家族の理解、情報の取り扱い等は理解がより深まっていましたが、周囲への配慮や同胞への配慮などの認識はやや低かったことから、特別支援教育の対象としての小児がんの子どもたちへの関心を高め、調整役として校内体制構築に整備する必要性をより強調する必要があります。

これまでの調査の結果にもあるように、復学支援を検討する時に、同じ学校に通学するであろうがんの子どものきょうだい支援のことを忘れてはなりません。前述したように患児の病名を知った情報源を教員はきょうだいからも得ています。家族がきょうだいに説明しているかどうか確認しないまま、教員がきょうだいにがんの子どもについて質問することで、きょうだいが混乱したり、また、知っていても、必要以上に質問してきょうだいを困らせてしまう教員もいると聞きます。保護者と学校の教員と情報の共有や連絡体制が整備されていない場合は、きょうだいに不安や葛藤など抱かせたり、連絡係を担うことで負担を強いてしまうこともあります。例えば、「耳を手術した」という事実はあるものの、それ以外の具体的な情報はないにもかかわらず、「耳を切除したそうだ」と耳そのものを切除したような誤情報が流布し、きょうだいも含め、家族全員が不愉快な思いをした事例もあります。

また、入院しているがんの子どもに母親が付き添う場合、きょうだいが自宅で寂しく過ごさなければなりません。非常に我慢強く、自宅でよい子を演じている場合もあります。きょうだいの中には、学習意欲の低下や交友関係の変化で、学校を休みがちになってしまう事例もあります。このような行動は、不在である保護者への愛情不足のサインでもあります。教員はきょうだいのおかれている状況を把握・理解して、状況に応じて教員間で連携して支援していく必要があります。

３．教職を目指す学生の認識

これまで、現職の教員の認識を述べましたが、教職を目指し、教員免許取得のためのカリキュラムを受講している大学生の病弱児への認識はどうでしょうか。それについて、2013年に質問紙調査をした結果[14), 15)]、特別支援教育の対象に「病弱児」が含まれることを認知している学生は約５割と病弱児に関する意識が低い状況でした。一方、病気を理解し、「子どもの気持ちに寄り添い」対応することや、クラス全体への対応や保護者や他教員との連携等の必要性は、大方理解されていましたが、医療機関との連携については、全く認知していませんでした。さらに具体的対応について、不安を抱いており、在学中および就職後の研修の機会が必要であると感じていました。このことから、将来教育に携わる可能性のある学生には、病弱児の教育支援について教育の機会の提供が必要であることも明らかになりました。

４．復学支援に影響していると思われる要因

筆者らの調査をもとに整理すると教員の教育支援に影響していると思われる要因として以下のことが考えられます。①がんの子どもに関わる機会（イメージがしにくい、関心を持ちにくい、経験の蓄積ができにくい）、②教員間の理解や対応（関わる経験に差がある、そのため関心の度合いに差がある）、③小児がんの一般的知識と子どもや家族の対応に関する理解、④学校内連絡体制の整備状況（学校長の判断の程度、教員個々の判断の度合い、教員間の連絡体制）、⑤学校と家族との信頼関係（家族からの連絡や相談の有無、情報伝達量の程度）⑥個人情報の保護とクラスメイトに対するがんの子どもについての説明のあり方（説明することのメリット、デメリットの理解、その後のフォロー、説明内容の検討）、⑦病弱児の教育施設の

理解、⑧医療者との連携（情報の共有、相談体制）などです。今後はこれらの要因を考慮し、子どもへの教育支援を推進する必要があります。

また、副島ら[16]も2008年度に小中学校教員対象に調査した結果において、小児がんの知識や小児がん経験者への印象が経験者への支援に影響すると述べており、そのために医療者から教員への積極的な連絡・情報共有、入院中での経験者・教員間の交流の必要性を指摘しています。

引用文献

1）大見サキエ、須場今朝子、他３名（2007）がんの子どもの教育支援に関する小学校教員の認識－A市における全調査－、小児保健研究、66(2)、307-314.

2）大見サキエ、宮城島恭子、他３名（2008）がんの子どもの教育支援に関する小学校教員の認識と経験－B市の現状と課題－、小児がん看護、第３巻、1-12.

3）大見サキエ、森口清美、他２名（2018）小児がんの復学支援に関するC市の認識－周囲への説明の状況－（1）、第７回日本小児診療多職種研究会、北九州国際会場.

4）森口清美、大見サキエ、他２名（2018）小児がんの復学支援に関するC市の教員の認識－支援に必要な事－（２）、第７回日本小児診療多職種研究会、北九州国際会場.

5）高橋佐智子、大見サキエ、他１名（2007）がんの子どもの母親が地元校へ行なった情報伝達と地元校から受けた教育支援、日本小児看護学会学術集会第17回大会（於長野県松本文化会館）

6）大見サキエ、河合洋子(2013)小学校教員のがんの子どもの復学支援－一般教員、院内学級教員、養護教諭の面接調査－、医学と生物学、157(6)、726-731.

7）大見サキエ、高橋佐智子、他１名（2006）がんの子どもと家族に対する教育支援のための連携システムモデルの開発－小学校教員のニーズ調査から研修会を試みて－、日本育療学会学術集会第10回大会（於名古屋ウィルあいち）.

8）大見サキエ、宮城島恭子、他７名（2007）地域に根ざしたがんの子どもの教育支援システム構築のために－小学校教員対象の研修会を開催して（第２報）－、日本小児がん看護研究会第５回大会（於仙台国際センター）.

9）大見サキエ、森口清美、他２名（2017）A地区における小・中学校教員のがんの子どもの復学支援に関する意識－10年前との比較（1）－、第64回小児保健協会学術集会（京都国際会館）.

10）森口清美、大見サキエ、他２名（2017）A地区における小・中学校教員のがんの子どもの復学支援に関する意識－10年前との比較（２）、第64回小児保健協会学術集会（京都国際会館）.

11）大見サキエ、岡田周一、他６名（2009）がんの子どもの理解促進と教育支援－養護教諭を対象とした研修会の効果－、日本育療学会誌（育療）、第44巻、30-39.

12）Omi,S., Miyajima,Y., etal.（2009）To Understand and Support of Children With Cancer－Effectiveness of Seminers Targeting The Management of Elementary And Junior high Schools. The 1st International Nursing Research Conference of World Academy of Nursing Science （於Kobe International Exhibition Hall）

13）大見サキエ、宮城島恭子、他５名（2010）がんの子どもの復学支援に関する教員研修会の効果－特別支援教育コーディネーターの意識変容－、日本看護科学学会学術集会第30回大会（札幌コンベンションセンター）.
14）大見サキエ、高橋由美子、他３名（2014）教職を目指す大学４年生が認識する特別に配慮の必要な子どもの対応（１）－病弱児に対する学校心理課程専修の学生－、日本看護研究学会第18回東海地方会学術集会（於ウインクあいち）.
15）高橋由美子、大見サキエ、他３名（2014）教職を目指す大学４年生が認識する特別に配慮の必要な子どもの対応（２）－病弱児に対する保育専修の学生（２）－、日本看護研究学会第18回東海地方会学術集会（於ウインクあいち）.
16）副島堯史、村山志保、他５名（2014）小中学校の教員における小児がんへの認識および小児がん経験者への支援、小児保健研究、73(5)、697-705.

第5節　学校における人材配置の現状

前述したように（第１節２参照）病弱児や障害児等に対する法律の公布や整備のための施策等が徐々に進められるにつれ、学校の教員の病弱児に対する関心は、高まってきていると考えられます。医療機関内ではチーム医療から多職種連携による医療が推進されてきていますが、学校においては「チーム学校」が提唱され、「『チームとしての学校』を実現していくための具体的な改善方策」**平成28（2016）年**が初等中等教育分科会の答申として提示されています[1)]。

したがって、人材配置は、教育の専門性を有する教職員に加え、地域とも連携しながら、多様な職種の専門性を有するスタッフを学校に置き、校長のリーダーシップの下、それらの教職員や専門能力スタッフが自らの専門性を十分に発揮し、「チームとしての学校」の総合力、教育力を最大化できるような体制を構築するとしています。具体的な専門スタッフは以下の通りですが、実際取り組みのモデル事業を実施した各地域の報告で達成したことや改善課題も記載されており、参考になると思われます。

1．教員の人材配置

教員、指導教諭、養護教諭、栄養教諭・学校栄養職員のそれぞれの役割と課題があります。なかでも養護教諭は児童生徒の「養護をつかさどる」、児童生徒の保健及び環境衛生の実態を的確に把握し、心身の健康に問題を持つ児童生徒の指導に当たるとともに、健康な児童生徒についても健康の増進に関する指導を行うこととされています。養護教諭は、主として保健室において、教諭とは異なる専門性に基づき、心身の健康に問題を持つ児童生徒に対して指導を行っており、健康面だけでなく生徒指導面でも大きな役割を担っています。さらに、心身の健康問題のうち、食に関する指導に係るものについては、栄養教諭や学校栄養職員と連携をとって、解決に取り組んできています。後述するスクールカウンセラー（SC）やスクールソーシャルワーカー（SSW）が配置されている学校において、それらの専門能力スタッフとの協働が求められており、課題の大きな学校については、養護教諭の複数配置も進められています。

２．教員以外の専門能力スタッフの参画

以下は同時に掲載された専門能力スタッフ登録の資料[2)]の一部抜粋です。

１）心理や福祉の専門性等を有する専門能力スタッフ

(1)　スクールカウンセラー（SC）（臨床心理士、公認心理師）

配置の効果として、「学校の教育相談体制の強化」や「不登校の改善」、「問題行動の未然防止、早期発見・早期対応」などがあげられ、調査対象の96％の学校が、「必要性を感じている」としており、配置の拡充や資質の確保が望まれています。配置に係る課題として、大多数の都道府県、市町村、学校が、「勤務日数が限られており、柔軟な対応がしにくい」、「財政事情により配置や派遣の拡充が難しい」があります。また、スクールカウンセラーについて、学校に必要な職員として活用を進めていく上では、その職務内容等の明確化や教育委員会配置等による外部性の確保が重要です。

(2)　スクールソーシャルワーカー（SSW）

スクールソーシャルワーカーは、福祉の専門家として、問題を抱える児童生徒が置かれた環境への働きかけや関係機関等とのネットワークの構築、連携・調整、学校内におけるチーム体制の構築・支援などの役割を果たしています。活用状況としては、教育委員会に配置し、学校へ派遣を行う派遣型や学校等へ配置する配置型としています。主な成果として、「関係機関との連携の強化」や「ケース会議等により組織的な対応が可能となった」などがあげられ、調査対象の約75％の学校が、「必要性を感じている」としており、量的拡充・資質の確保が望まれています。一方配置に係る課題として大多数の都道府県、市町村、学校が、「勤務日数が限られており、柔軟な対応がしにくい」、「財政事情により配置等の拡充が難しい」、「人材の確保が難しい」等があります。

国は、学校を貧困の連鎖を断ち切るためのプラットフォームとして位置付け、スクールカウンセラー、スクールソーシャルワーカーの配置を推進し、将来的には学校教育法等において正規の職員として規定することが期待されています。

２）授業等において教員を支援する専門能力スタッフ

(1)　ICT支援員

ICT支援員は、学校における教員のICT活用（例えば、授業、校務、教員研修等

の場面）をサポートすることにより、ICTを活用した授業等を教員がスムーズに行えるように支援する役割を果たしています。

⑵　学校司書

基礎的な設備であり、学校司書は、学校図書館の日常の運営・管理、教育活動の支援等を行っている職員です。

⑶　英語指導を行う外部人材と外国語指導助手（ALT）等

⑷　補習など学校における教育活動を充実させるためのサポートスタッフ

3）部活動に関する専門能力スタッフとしての部活動指導員

部活動は、生徒の自主的、自発的な参加により行われるものであり、学校教育活動の一環として、大きな意義や役割を果たし、部活動指導の充実については、生徒や保護者、地域の期待も高く、その一方で平成26年７月に日本体育協会が公表した「学校運動部活動指導者の実態に関する調査」によると、運動部活動の指導者について、担当教科が保健体育以外であり、担当している部活動の競技経験もない教員が中学校で45.9％、高校で40.9％という結果が示されており、今後その配置についての評価も必要となるでしょう。

4）特別支援教育に関する専門性等を有する専門能力スタッフ

⑴　特別支援教育コーディネーター

特別支援教育のコーディネーター的な役割を担う教員を指名し、校務分掌に明確に位置付け、特別支援教育関係の専門スタッフとの連絡調整や校内委員会の企画・運営を行っています。

⑵　医療的ケアを行う看護師等

対象となる児童生徒等に対して、医師の指示の下、学校生活における日常的な医療的ケアを実施するほか、当該児童生徒に関わる教職員への指導・助言、保護者からの相談への対応、主治医や放課後デイサービス等との連絡を担い、医療的ケアに関する校内体制の中心的役割を果たしています。学校における看護師等の配置や職務内容について、法令上の位置付けはなく、教育委員会が、医療的ケアを必要とする児童生徒等の状態等に応じ、雇用・配置されています。

特別支援学校、小・中学校ともに医療的ケアを必要とする児童生徒数は増加傾向にあり、医療的ケアを必要とする児童生徒等が安心して学校で学ぶことができるよう看護師等の配置を進めていく必要がありますが、国が補助している看護師等の人数は、医療的ケアを必要とする児童生徒等の人数に比べて不十分です。また、小・中学校に配置されている看護師等に係る支援は行われていません。医療技術の進歩に伴い、人工呼吸器を付けた高度な医療的ケアを必要とする児童生徒や、複数の医療的ケアが必要となる児童生徒等など、医療的ケアの内容は高度化・複雑化していることから、このような児童生徒等が在籍する学校への看護師等の配置は不可欠です。

⑶　特別支援教育支援員

特別支援教育支援員は、障害のある児童生徒等の日常生活上の介助、発達障害の児童生徒等に対する学習支援など、日常の授業等において、教員を支援する役割を担っています。

特別支援教育支援員が共通して有すべき資格はなく、対象となる児童生徒等の支援に必要な技能等を有する人材が採用されています。また、学校における特別支援教育支援員の配置や職務内容について、法令上の位置付けはなく、教育委員会が、支援を必要とする児童生徒等の状態に応じ、雇用・配置されている状態です。支援学級の在籍者や通級による指導の対象者は増加し続けており、また、通常学級においても発達障害の可能性のある児童生徒等への教育的な対応が求められています。

多様な児童生徒等のニーズに的確に応えていくために、校長がリーダーシップを発揮し、特別支援教育コーディネーターが学校全体の調整を行うなど、学校のマネジメント体制を整え、特別支援教育支援員の配置を充実し、担任の指揮監督の下、学級全体の指導体制を強化していく必要があります。

また、特別支援教育支援員を配置するに当たっては、教員と特別支援教育支援員との役割分担と協働の在り方等について、教員と特別支援教育支援員の双方で具体的に理解していく必要があります。

⑷　言語聴覚士（ST）、作業療法士（OT）、理学療法士（PT）等の外部専門家

言語聴覚士（ST）は、言葉の発声・発音の評価、摂食機能の評価・改善、人工内耳を装着した児童生徒等の聞こえの評価・改善等を行っています。作業療法士（OT）は、着替え、排せつ、食事、道具の操作等の日常生活動作の評価及びこれらの日常生活動作を獲得するための補助具等の制作・必要性の評価、日常生活、作業活動の改善に役立つ教材の製作等を行っています。理学療法士（PT）は、呼吸状態や姿勢等に関する身体機能面からの評価、学校生活で可能な運動機能の改善・向上につ

いての指導、障害の状態に応じた椅子や机など備品の評価・改善等を行っています。その他、専門性をいかして指導内容の改善等を図るため、心理学の専門家や視能訓練士等とも適切な連携を行っています。

特別支援学校が地域におけるセンター的機能を発揮するためには、配置校のみではなく、地域内の小・中学校の教職員とも連携できるよう国のモデル事業の成果を踏まえた適切な配置や連携の仕組みを普及させることが必要です。

⑸　就職支援コーディネーター

障害のある生徒が自立した社会参加を図るためには、学校においてキャリア教育・職業教育を推進し、福祉や労働等の関係機関と連携しながら就労支援を一層充実させる必要があります。就職支援コーディネーターは、特別支援学校高等部及び高等学校において、ハローワーク等と連携して、障害のある生徒の就労先・就業体験先の開拓、就業体験時の巡回指導、卒業後のフォロー等を行っており、一人一人の障害に応じた就労支援を充実する役割を担っています。

国は、平成26年度から就職支援コーディネーターの配置等を推進する委託事業を実施しており、全国40地域が指定され、配置が促進されています。就職支援コーディネーターが配置された学校においては、生徒一人一人の適性に応じた現場実習先や就職先が開拓され、一般就労につながった等の成果が得られています。一人一人の障害の特性等に応じた就労を促進するためには、教員だけでなく障害者の就労を支援する専門的な人材が必要であり、今後とも長期的な配置が必要です。

⑹　医教連携コーディネーター

その他、入院を必要とする高校生が、治療を受けながら学業を継続できるように、一部の自治体がモデル事業として「医療教育連携コーディネーター」という人材を配置し、医療機関と教育機関との連携を通して学習支援をする体制の構築の試みをしています。宮城県[3)]の取り組みをご参照ください。この職種は、義務教育でない高校生対象として連携する人材配置としての試みです。しかし、幼稚園を含む小中学生の医療と教育の連携が円滑であるかというとそうでもありません。したがって、今後はこの人材配置は高校生のみでなく、幼稚園、小中学生対象についても検討していく必要があります。現状はモデル授業での取り組みであり、まだ、この職種についての認知も乏しいため、このような人材確保だけでなく、人材の周知についてもその必要性を啓発していく必要があると考えています。

引用文献

１）文部科学省「チームとしての学校」を実現していくための具体的な改善方策
https://www.mext.go.jp/b_menu/shingi/chukyo/chukyo3/siryo/attach/1365416.htm
（2023.9.8閲覧）
２）文部科学省　教員以外の専門スタッフの参画
https://www.mext.go.jp/b_menu/shingi/chukyo/chukyo3/siryo/attach/1365977.htm
（2023.9.8閲覧）
３）宮城県教育委員会　令和２年度「高等学校段階における入院生徒に対する教育保障体制整備事業」成果報告書
www.mext.go.jp/content/20211021-mxt_tokubetu01-000018084_2.pdf：
（2023.9.11閲覧）

第6節　児童・生徒の認識

1.「病気をする」ということについての認識

一般に子どもが大病を患わない限り、元気にすくすく育ち、病気と無縁の子どもにとって、「病気を患う」という体験は想像もつかない出来事だと思われます。学童期における病気の理解は、表面的な現象としてみてきた幼児期から低学年であれば健康への悪影響、因果関係を含めた理解が徐々にできるようになると考えられています。一方、学童期後半から思春期にかけては、本来の病気の理解は大人と同じようにできるようになると考えられていますが、医療者や保護者からどの程度の告知を受けたか、これまでの経験や親子関係等様々な理由によって個々にその理解は異なるといわれています。実際、小児がんを小学生で発症したものの、自分の病気を明確に認識できたのは成人してからだったという事例も多く報告されています。

突然病名を告げられ、入院することになった児童は発病当初は、わけがわからない状態で、入院、検査・処置、治療、治療の副作用に対峙しなければならず、家族や学校の友人と切り離された生活を送る中で、苦痛や絶望、コントロール不能感を感じ、生きる意欲の低下を経験することでしょう。しかし、それでも早く退院したい、家族に会いたい、学校の先生や友人に会いたい、一緒に遊びたいなどの希望をもちながら闘病生活を送っています。そして、退院していざ、復学するとなると「皆が自分を覚えていてくれるか」「治療の副作用での体型の変化についてからかわれないか」「仲間外れにならないか」「学習についていけるか」等様々な不安を抱えることになります。

病気をして復学した当事者の気持ち（認識）について、最もよく理解するためには、「病気の子どもの気持ち－小児がん経験者のアンケートから－」[1)]の資料を参照してください。

一方、復学する子どもの周囲の児童・生徒はどういう理解をするでしょうか？前述したように、当事者になった子どもですら、自らの病気を正しく理解できないこともあるため、周囲の子どもが他者の視点で理解することは、高学年にならないと難しいでしょう。したがって、同居しているきょうだいを含めた家族の病気や入院の体験がある子ども以外は、まったく想像できない事柄であり、ましてや治療や病気の症状、検査の苦痛、生活の制限による不自由さなど想像することもできず、復学してくる子どもの状況を理解することはなおさら難しいといえます。

そこで、筆者はがんの子どもが復学するときに、周囲の児童・生徒に限定して復学児に対してどのような認識をもつのか、調査しましたので紹介したいと思います。

2．小学生の認識

1）小冊子と場面想定法による児童の理解

小学生が復学するときに、周囲の児童に自分のことを理解してもらうための説明用パンフレットを作成しました（第３章第１節参照）。パンフレットの内容は治療による脱毛、帽子やマスクの着用について、通院による遅刻・早退について、体力の低下・倦怠感・授業の見学について、患児に対する配慮、学校への送迎などの視点から説明したものです。このパンフレットが児童にとってわかりやすいものであるかどうかを小学３年生・４年生を対象に尋ねたところ、子どもの体力が低下してしまう理由や授業を全て受けるのが大変であることについては、やや理解が乏しい傾向でしたが、パンフレットの内容は概ね理解できていました[2)]。

一般にどのような説明をすれば、復学する子どもの理解が得られるのか、現実の学校生活でそのような場面は数少なく、当事者がいる場合、児童に尋ねるすべがありませんでした。そこで、説明の是非を刺激の反応の違いで見るために、復学した場面を設定した「場面想定法」で児童の認識を問うことにしました。小学生（主には３年生と６年生）対象の回答の分析から、復学児童の様子を簡単に説明した場面とより詳しく説明した場面での反応は、後者の方が否定的反応は少なくなり、子どもに対する理解が促進され、特に容姿の変化に「かわいそう」と同情したり、「驚いたり」、「不思議がったり」する反面、「普通に接することができる」と思っていました。６年生は説明すると理解がさらに深まることもわかりました。また、入院経験のある児童が否定的反応は少なく思いやりが育成されていると考えられました。低学年の児童には目に見える範囲の事実が認識されやすく、高学年になるにつれ、心理的な側面の理解も徐々に認識されてきていました[3)]。

2）復学する小児がん患児を主人公とした絵本を活用した場合の理解

(1)　絵本の読み聞かせ

周囲の児童が復学する子どもへの理解を促す絵本「おかえり、めいちゃん－白血病とたたかって学校にもどるまで－」を作成しました（第３章第１節参照）。この絵本の読み聞かせを行い、主人公をどのように理解できたかどうかを小学３年生に調査しました[4)]。その結果、がんという病気の認知度に関しては児童の半数以上が知っており、そのうちの半数が脱毛や嘔吐などの目につきやすい症状や死ぬ病気という予後の悪さなどを挙げていました。これらは断片的な知識であり、どちらかというとネガティブな印象として捉えていると推測されます。小学３年生のがんという病気の認知は、TVやインターネット等からの情報入手と考えられ、誤った認識に陥りやすく、小児がんに対する正しい知識が十分でない中、がんにより祖父母や親戚をなくした体験をした子どもは、がんに対してより一層のネガティブな印象を持つことが考えられます。したがって、いたずらにがんのネガティブな側面だけが誇大に情報伝達されるのでなく、正しく理解されるような教育の機会が必要です。

しかし、読み聞かせによってストーリーに出てくる入院直後、検査時、脱毛した時、クラスメイトに手紙をもらった時、退院後学校へ行く時等の主人公の気持ちに共感し理解が得られていました。これらは入院経験や家族のがん体験、これまでの教育に影響を受けるものと考えられました。この読み聞かせの時、質疑応答や感想の発表会をしたところ、脱毛について「明日になったら、悪口を言われるかな」と心配した児童の質問に対して、教員は＜自分だったらどうか＞と問いかけると皆が声を揃えて口々に「悪口を言わない」と反応したのです。そこで教員は一歩踏み込んで「どうして？」とその理由を質問すると「友達だから」と即座に返事がありました。さらに「帽子のことも次の日言われるかも」の質問に、教員はクラスメイトに「担任の先生が主人公の病気のことを説明してくれたかもしれないね」と追加説明しました。また、過去に担任した白血病の子どもの様子を説明し、回復して元気で過ごしていることを伝えて安心するような情報提供をしていました。別のクラスでは「坊主頭は恥ずかしすぎる」「テレビで見たよ」という児童の感想に「悲しそうだね、私もわかるよって、思う子いるかな？」と教員が発問すると、女児全員、男児半分程度の児童が挙手していました。また、入院して一人で夜就寝するという場面について、夏のキャンプで体験した児童は、「一人ではないけど家族と離れてすごく嫌だった」、他の児童は「いつもと違う場所に一人でいたらぞっとする」等反応していました。児童は自分の体験に引き付けて理解しようとしていました。児童が最も理解できたのは、退院と言われた時の喜びや入院中友達と会えなかった時のさびしい気持ちや友達に手紙をもらった時のうれしい気持ちでした。つまり登場人物や登場人物の葛藤への共感や喜びを実感として理解できたと考えられました。

このように主人公の体験がより理解が深まるようにするには、対応する教員の創意・工夫がとても重要になってくるといえます。

⑵　絵本を活用した道徳教育

道徳教育の教材としてこの絵本を活用して小学５年生を対象に授業を行いました。授業の狙いは、相手の立場に立って思いやり等の態度を育成することです。その結果、児童は、入院や病気になった時の驚きと悲しさ、寂しさ、不安、苦痛、復学への様々な不安、復学初日のクラスメイトの反応にうれしかったことなど、主人公の置かれた状況を想像することができていることがわかりました。さらに主人公の闘病姿勢に敬意を持つとともにクラスメイトとして思いやりを持って接し、見守り、支えたいという気持ちになっていました。また、生命の尊さや将来の自分の生き方についても学んでいました。絵本を活用することで、イメージしにくい入院生活や治療・検査、当事者の気持ちが理解できるようになっていました[5)]。このように絵本は想像力をかきたて、主人公の気持ちを理解するのに役立ちますが、前述したように単に絵本の読み聞かせをするより、さらに一歩踏み込んで児童の成長を促進するための道徳教育の教材としても活用を進めていく必要があると考えます。

３．中学生の認識

中学生は病気について、ほぼ大人と同様の理解が可能であり、因果関係や治療、予防などについても十分理解可能となります。そこで、小学生と同様に中学生対象（１・２年生）に、２つの場面を設定した場面想定法を用いて、復学する生徒に対してどのように理解するのか、調査を2009年度に実施しました[6)]。その結果、復学する子どもに対する詳細な説明をした方が説明しないより否定的反応が少なく、脱毛や帽子に驚いたり、噂話をしたり、体育の見学や遅刻・早退等に対して不思議がる気持ちが少なくなっていました。65％の生徒が「自分の病気を知ってもらいたい」と思っていましたが、「全く知られたくない」生徒も約６％いました。中学生は我々という集団意識が醸成されるため、復学する子どもについて適度な情報提供は必要ですが、個別性を踏まえて情報開示する必要があります。自分が復学する子どもであったらという場面設定時にどのように説明してほしいかという問いには、脱毛のこと、皆と同じようにやりたいと思っていること、体力がなくなっていること、自分の容姿の変化を事前に伝えたいという希望があり、思春期であることを考慮すると当然配慮すべきことだと思います。接し方については、８割の生徒が特別扱いせずに「今までと変わらず接してほしい」と思っていました。

その後、2012年度に小中学生の認識について調査した副島ら[7]は、関わった児童・生徒は少なく、予後に対する理解は低い状況でしたが、児童・生徒はがんについての関心はあり、がんの当事者に対しては、調和的・活動的・共感的で好意的なイメージを持っていたと報告しています。

4．高校生

思春期に突入し、個人的体験等の内面を開示しにくくなる高校生は、どのような認識になるのかという問いに、これまで同様の調査を行いました。高校1年生～3年生を対象にこれまでと類似した調査を2009年度に実施しました[8]。その結果、これまで同様に復学する生徒について適度な説明をした場面の方が否定的な反応は少なくなっていました。特にかつらに驚いたり、体育の見学や遅刻早退を不思議に思うなどがあり、説明がないと周囲の疑問や偏見を助長してしまうこともあります。高校生は論理的思考をするため、「掃除当番を協力する」に関して根拠が示されないと疑問に思い、クラスメイトとしても心理的に不安定さを助長する可能性が考えられました。また、説明が少なくても復学児がうずくまっていたら心配したり、声をかけるなど他者に関心を示し、声をかけるなどの思いやり行動をとる可能性があることがわかりました。高校生自身が復学する子どもと仮定した場合の不安や負担について問うと「卒業後の進路」、「脱毛」、「将来（就職のこと）」、「学習の遅れ」、「体型の変化」等を挙げ、さらに復学後は全体的に行動が消極的になるだろうと89%の生徒が予想しており、かなり自信喪失するだろうと考えていることもわかりました。思春期であるため、男子生徒より女子生徒の方が異性の視線が気になる、疎外感を感じていました。さらに高校生は単位制であり、卒業できるかどうかという現実的な不安や、自分の将来に直結する進路と受験、職業選択について、特に懸念される問題であることもこの結果から裏付けられました。そして、復学者であった場合、実際多くの生徒がクラスメイトに説明して欲しい内容は、「感染」、「脱毛」に関する事であり、感染する病気と疑われた場合、個人的接触の回避、集団からの隔離など仲間外れや学校という所属感の消失につながり、親密な人間関係を求める思春期の生徒にとっては、大問題でしょう。このことから、病気が「感染しない」ということや「一時的な脱毛であり、むやみにからかわない」と説明することは特に重要と思われます。周囲への情報開示については、病名に関しては約60%の生徒が、症状に関しては75%の生徒が開示したいと思っていることから、患児と周囲への説明をどうするか検討する場合、症状、病名の順に検討する必要があります。

また、過去にクラスに復学者が実際いた経験のある場合とそうでない生徒を比較すると、実際経験のある生徒の方が体型の変化や先生の配慮を気にしていましたが、経験のない生徒が体育の制限を気にしていました。経験があると先生の配慮はあるのかどうか気になるのだろうと推測され、一方では周囲から過度の心配をされるのはストレスに感じるということも報告されていることから、最も重要なことは当事者の望む配慮をする必要があるという点です。そして、経験のある生徒に実際、復学したクラスメイトへの思いや意見を聞いたところ、「同級生の復学を喜ぶと同時に心配し思いやる気持ちがあった」、「先生の指導の下、接し方に配慮し、支援した」など配慮できた体験を記述した生徒もいましたが、その一方で、「驚いたり、ジロジロ見るなど接し、配慮できなかった」や「病状を理解できずどうしてよいか戸惑った」、「支援がもっと必要だった」等配慮できなかったことによる後悔を述べている生徒もいました。また、長期入院となると「関心がうすらぐ」などの意見もありました。これらの意見から、復学する子どもへの対応について、学校全体、クラス全体で一定の指針を示し、周囲の生徒自身に対しても戸惑いや混乱、後悔を残さないように学校の教員は体制を整える必要があります。

学校内の支援体制を構築することは、復学する子どもが守られ、そして同じ時間を共有する仲間として、児童・生徒が相互に成長していく好ましい環境を整備することになると考えます。また、周囲の児童・生徒の理解は発達段階によって異なってくるため、復学する子どもがいる場合、発達段階を踏まえた子どもへの対応が求められているといえるでしょう。周囲の児童・生徒の復学する子どもへの理解を促進すること、それは周囲の児童・生徒が相手の立場を想像する力が必要であり、復学支援に携わる者は、その想像力を育成するための様々な工夫をすることも重要と考えます。

引用文献

1）がんの子どもを守る会
https://www.ccaj-found.or.jp/materials_report/cancer_material/：2023. 7.1閲覧
2）大見サキエ、石川菜美（2013）小児がん患児の復学支援ツールの開発－試作パンフレットによる小学生への説明効果の検討、天理医療大学紀要、第1巻1号、23-32.

３）大見サキエ（2010）がんの子どもが復学するときのクラスメートへの説明－小学校における場面想定法を用いた検討－小児がん看護、１(5)、35-42.

４）大見サキエ、安田和夫、他９名（2016）小児がん患児の復学支援ツールの開発－小学生に対する試作絵本の読み聞かせ効果と活用法の検討、岐阜聖徳学園大学看護学研究誌　創刊号ｐ3-15.

５）大見サキエ、森口清美、他８名（2022）がんの子どもを主人公とした絵本の道徳教育への活用可能性の検討、椙山女学園大学看護学研究、Vol.14. 15-26.

６）大見サキエ（2020）がんの子どもが復学する時のクラスメートへの説明－場面想定法を用いた時の中学生の認識－、岐阜聖徳学園大学看護学研究誌　第５号　13-22.

７）副島堯史、東樹京子、他３名（2012）小児がんおよび小児がん経験者への児童生徒の認識と態度、小児保健研究、71(6)、858-866.

８）大見サキエ、宮城島恭子、他２名（2022）がんの子どもが復学する時のクラスメートへの説明－場面想定法を用いた時の高校生の認識－、椙山女学園大学看護学研究、Vol.13. 1-13.

第7節　医師・看護師等医療・福祉専門職者の認識

1．医師の認識

小児がんの治療に携わっている医師は、子どもの教育支援に関してどのように思っているのでしょうか？筆者は2009年に全国の小児がんの治療に携わっていると思われる医師1212名を対象に、アンケート調査を実施しましたので、その概要を説明します[1)]。

1）医師の背景と教育支援に対する関心

回答者の98%は教育支援に関心がある医師であり、経験豊富な大規模病院に勤務する専門性の高いベテランの医師であったことから、関心の程度は経験年数や専門性に影響を受けると推測されました。小児がん治療に携わる医師数は2峰性を示しており、医師数が多い病院と少ない病院とに大差がありました。81%の病院に院内学級や訪問学級が設置され、さらに院内学級は全体の75%を占めており、大規模病院や国立系の病院に入院している子どもの学習保障としての施設整備はされていると考えられました。しかし、それ以外の病院では子どもの学習保障はされていない可能性がありました。また、院内に教育施設が設置され、その存在を知っていても関心がなければ見学することはなく、学級の種類についても知る機会がない医師がいることもわかりました。院内学級の見学の時期は圧倒的に卒業後であり、小児がん診療の一環として必要に迫られて見学した可能性が高いと考えられました。院内の教育施設を見学することは子どもの教育支援の必要性を認識し、トータルケアの視点を獲得する貴重な機会になると考えます。卒後臨床の機会のみでなく、学生時代から医学教育の一環として見学の機会が設定されることが望まれます。

2）医師が行う家族や学校との連携

80%以上の医師が家族から相談されており、学校問題の重要性を示しています。相談された時期は、入院中が最も多く、入院時や退院後にも相談されており、家族は入院時から退院した後も学校生活に対する様々な不安を抱いており、長期的視点にたった支援が必要であることがわかりました。相談された内容は「学校生活上の注意点」が最も多く、その他復学の時期、学力維持（遅れ）、診断書等でした。相談されて対応に困ることは、「学習や教育の継続に関する対応」であり、出席日数と留年、学業の遅れ、復学後の受け入れ先の問題などでした。入院時、家族に学校生活について説明する必要性と説明の時期については、ほとんどの医師が必要であると回答していましたが、時期については、「状態が落ち着いてから入院中」が最も多く、「入院した時」「退院時」等意見がバラバラでした。退院後の家族の相談内容も学校での生活上の問題が多く、家族関係、進学や就職など多岐に渡っていました。学校生活に関する説明についてはほとんどの医師がその必要性を認めており、実際90%以上の医師が説明していました。しかし、「時々、聞かれた時」に説明している医師もいました。これは医師との関係や家族自身の特性から家族が相談できない、しない状況も考えられるため、日頃から家族との信頼関係構築に努力し、家族が相談しやすい環境を設定することが重要であると考えます。転校の説明は、医師が最も多く、時期も「入院後なるべく早く」が多かったことから、病状説明と同時に医師が実施していると考えられますが、学校に関する説明を「他スタッフに任せている」医師もいることから、他職種による説明の可能性について検討する必要があります。家族の相談の対応に困る医師は21%で、がん専門病院の医師ほど困っており、医師自身も葛藤を抱えながら日々診療していることがわかりました。対応に困る相談内容や退院後の相談内容は多岐に渡っており、患者・家族の人生そのものに密着した長期的に継続する問題でした。これらの相談内容は医師だけでは解決できない問題であり、それぞれに対する最も適した専門家の配置が必要であり、患者・家族はもちろんのこと、医師をはじめとする医療者自身のための相談支援体制を含めた長期フォローアップ体制の整備が望まれます。

また、半数以上の医師が学校の教員から相談される経験があり、その時期は退院後、退院時が多く、入院時はわずかでした。教員は退院時や退院後に学校側の受け入れ態勢の整備に奔走し、また受け入れた時点での問題対応に迫られるからではないかと考えられます。復学を受け入れた教員の経験では、保護者からの連絡は約半数程度にとどまり、入院の状態がわからず教員自身が対応に困っている現状があり、それに加え教員自身も医療機関に相談しにくい状況があるため、入院時の医師との連携が取れるような体制が必要であることがわかりました。相談内容は「学校生活全般にわたる注意点」、「感染予防」、「緊急時等の対応」等でした。

医師が勤務する病院の院内学級の教員は復学支援に対する意識は高く、早期より取り組んでいましたが、一方では連携支援の困難さも感じていました。医師からは院内学級教員が中心となった連携は復学がスムーズであるとの意見があり、院内学級教員との連携を強化する必要があると考えます。

3）医師と多職種との連携

医師間でのカンファレンスは65%の医師が実施していましたが、47%の医師が問題発生時だけであり、さらに看護師との情報交換や退院時の調整会議も同様に問題発生時に実施する傾向がありました。学校問題は退院時や退院後の医師の関与していない場で発生し、見えにくいことや子ども個々に応じた対応が求められるため、多職種の連携のもと多くの経験知の活用が必要であり、あらゆる可能性を踏まえたカンファレンスの実施が望まれます。従って、医師が積極的に取り組めるような環境整備が重要であり、様々なシステム整備に向け行政への要望の必要性が示唆されました。

ここまでは2009年の実態でしたが、その後10数年経過した現在では、小児がん拠点病院の指定**（平成25年：2013年）**に伴い、教育支援の必要性が強調されました。そこで、2014年度に復学支援体制がほぼ整備されていると思われる病院のベテランの医師数名に面接調査[2)]を実施しました。医師は患児・家族に対して入院時には、復学支援をすることは「学習の機会の保障」、「学習の必要性」、「学力低下予防」、「生活の充実」、「心理面のサポート」等につながることを説明していました。また、退院時には、「感染予防の具体的方法（水痘・麻疹以外は過敏にならない、学級閉鎖の一歩手前で休むことなど）」、「脱毛に対するからかい防止」、「体力回復と行動範囲（体力低下があるのでフル活動は無理。徐々に慣らすこと。帰宅して調子よければそのパターンを維持、悪ければ、もう一段階元に戻す）」、「欠席や遅刻・早退について（我慢せずに伝えるように）」、「学校行事への対応（参加してよい）」、「化学療法中の食べ物」、「病気を教員やクラスメイトに話すことの是非」、「治る病気と周囲に説明してもらうこと（それとなく伝える）」等を説明して、入院時から一貫して円滑な復学が進むように説明をしていました。また、医師である嶋らは[3)]、教育・学校生活が重要な問題であることを認識して、本籍校の教諭、院内学級教諭、医療スタッフ、MSW等が連携し復学支援会議を行い、サポートしながら教育支援に取り組んでいると報告しており、小児がん医療に携わる多くの医師が積極的に取り組んでいると推測されます。令和５年（2023年）の現在は、さらに医師の意識は向上しているものと思われます。

がん対策基本法が整備されてきていますが、臨床医学教育でどの程度復学支援について、教育されているのかは定かではありません。「今後の医学教育の在り方に関する検討会（令和５年～）」[4)]の意見では、教育を担う医師らの人材不足と過酷な労働環境があり、教育の質低下と研究力低下、他多くの課題が指摘されています。2024年４月から「医師の働き方改革」が実施されます。この改革により、より他分野の保健･医療･福祉専門職と連携することによって、医師の負担が軽減されれば、より一層の効果的な協働ひいては、支援ができるようになるのではないかと期待しています。

２．看護師の認識

筆者らが実施した三つの調査から説明します。**一つは2005年**に実施した、がんの子どもに対する小児病棟看護師および外来看護師の教育支援の現状について半構造的面接調査を実施した結果です[5)]。H病院の小児看護経験３年以上の病棟看護師および外来看護師、看護師長に学童期以上の小児がんの子どもの復学支援について、看護師長には病棟での教育支援体制について、病棟および外来看護師には支援の現状や病棟・院内学級・前籍校との連携の状況を尋ねました。なお、H病院は全国的にも早い段階から教育支援体制の構築を進めているところでした。H病院の教育支援体制については、小児病棟に入院している小児がんの子どもは白血病などの血液疾患と固形腫瘍であり、小学生の場合全員が病院内に併設された院内学級に転校し、入院２週間頃から通っていました。転校の手続きは看護師長が行っており、また、院内保育士が配置されていることから、保育士が登下校の付き添いなど病棟と院内学級との仲介をしていました。前籍校との連絡会議は、医師、看護師、保育士、MSW、前籍校担任、院内学級担任、家族等で、入院初期と退院の目途が付いたときに定期的に開催していました。

一方、病棟看護師は、子どもが院内学級に参加する時は、「授業と処置の時間の調整」、「体調不良時の配慮」、「点滴の管理」などをしていました。また、院内学級担任とは病室訪問時に「登校し始め時の院内学級の友人関係」、「宿題の確認」、「遠足や病棟でのイベントなどの行事の打ち合わせ」をしたり、前籍校担任とは病室訪問時に「（学校の）学習の進み具合」や「友達の手紙・色紙、学級通信」を見せてもらったり、連絡会議で治療や病院での生活についての意見交換などの支援を行っていました。外来看護師は、病棟担当看護師と「外来受診の時間調整」をしていましたが、地元校とは直接連絡をとっておらず、家族を介して学校での行事への参加や高校進学について意見交換するなどの支援をしていました。看護師は連絡会議の日程調整の困難さや教育に関する親の認識の低さを感じていることがわかりました。

概してH病院では院内学級と地元校を含めた定期的な連絡会議は開催され、小児がんの子どもに対する復学支援の意識が高い医師や看護師長を中心に、教育支援体制は整備されつつあると推測されました。しかし、個々の看護師は、一様に上記のような支援は実施していましたが、復学支援に関する関心は高くなく、復学支援に重要な復学・地元校との連携、友人関係等に関する子どもや家族の不安や相談をうけるといった精神的援助や院内学級、地元校担任との連携について、より推進していこうとする積極的な姿勢は乏しいことがわかりました。組織の中での復学支援体制構築には、看護師長の認識の高さは不可欠ですが、さらに個々の看護師自身の復学支援に関する認識の高さが求められるため、教育支援の重要性について意識向上を図る必要性が浮き彫りになりました。

二つ目の調査は、2010年に実施した、全国都道府県の全ての病院1044施設の小児看護に携わる病棟の看護師長に対する質問紙調査[6)]の概要を説明します。

入院している子どもの教育について質問すると、院内学級の設置や訪問教室など設置している病棟では、その担当に任せており、その他、医学生や看護学生のボランティアの受け入れ、患児・家族の希望で家庭教師を許可しているなどで対応していました。しかし、入院中の教育は「家族に任せている」、「特に対応していない」などが半数以上あり、積極的に関与をしていないことがわかりました。いわゆる復学支援会議（復学のための調整会議）は、半数以上が全く実施しておらず、実施しても入院中に問題があったり、入院期間が長期であったり、学年が変わるなどの必要時のみに限られていました。特に入院時会議は必要性が低いと思っていました。会議を実施しない理由として、「学校のことは家族に任せている」、「調整する人材がいない」、「必要ない」と考えていることもわかりました。一方、会議を実施する場合、その調整者は看護師長が最も多く、院内学級の教員や医師、受け持ち看護師、MSW等でした。復学支援会議を実施したことでの効果を認知するとともに、様々な工夫を行っていましたが、学校側、医療者、家族を含めたそれぞれの立場の課題があると考えていました（表１−７−１、１−７−２）。今後はこれらを見据えた教育支援が求められていると考えます。

<u>三つ目は、2013年度</u>に復学支援体制がほぼ整備されていると思われる病棟の看護師長等数名に患児・家族に対する復学支援についての説明の状況を調査しました[7)]。院内学級の紹介は、入院期間や家族の受け入れ状況によって説明し（学習の保障や転学手続き等)、家族の同意を得てから患児に説明していることや、入院中に地元の学校との繋がり、院内学級と病棟との繋がりの重要性などについても説明していました。入院時、入院中、退院時の支援会議での工夫もしていました。学校問題に対する困ったことなどは個別対応をしていること、会議運営については、多忙であることから、経験する看護師が少なく、そのノウハウを継承しにくいという課題も明らかになりました。

表1-7-1　看護師が考える調整会議の効果および工夫

（n＝58）

	カテゴリー
効果	・学校生活の円滑な継続ができる ・病状理解や説明の共通認識ができる ・その場で問題が解決できる ・学校側の受け入れ態勢ができる ・親子の不安を軽減し、安心して復学できる ・医療者の目標設定・対応・評価ができる ・個別性の尊重ができる
工夫	・定期的な情報共有の場の設定 ・文書（ツール)の活用 ・適切な調整の回数（随時複数回） ・直接、その場を訪問すること ・継続看護チームでの関わり ・院内学級担任の主となった連携 ・日々の連携 ・必要な人材の参加要請 ・事前に親子の不安聴取 ・調整の時期（早期） ・場所の設定 ・ケースバイケースで対応 ・日時は、復学先の希望優先

表1-7-2　学校側・医療者側等で課題と思うこと

（n＝65）

	カテゴリー
学校側	・地元校の受け入れる対応に差がある ・教員の理解が低く、対応しきれない ・学校との情報交換がない ・退院後の学校で状況の情報が伝わらない ・その他
医療者側	・専門のコーディネーターの育成が必要 ・医師･看護師の積極的な関わりが必要 ・日程調整が困難 ・全ての入院患者に実施できず、対応が限られる ・教育現場と医療現場の連携の強化（文書の必要性） ・調整会議を必要とする判断基準がない ・課題の明確化 ・タイムリーにできないこと ・超過勤務となり、負担である ・情報の共有の範囲と倫理的配慮 ・復学後、相談できる体制が必要 ・受け持ち看護師の能力の差があり、研修の必要性 ・その他
その他	・家族が必要性の理解不十分 ・遠方の患者の連携困難 ・家族と学校側がずれないような調整が必要

3．その他の福祉専門職の復学支援に対する認識

1）MSW（メディカルソーシャルワーカー）の役割

井上ら[8)]は「医療ソーシャルワーカーは､『人の社会生活上の基本的欲求の７要因』に対する社会的支援の対象になる」とし、MSWは大きく分けて４つの役割があると以下を提案しています。（1）療養中の心理・社会的問題の解決（社会資源を活用した支援）（２）医療と学校との連携の構築として情報の共有を図るためのカンファレンスを調整し、保護者と医療者との意見調整をする（３）多様な教育の場に関する情報の提供で、教育環境の整備を図るために個別に応じた学校（教育環境）の選択の手掛かりとなる情報を子どもと保護者に提供する（４）院内の関係職種との協働、MSWは社会福祉の専門職であり、経済面や家族問題など医療機関にあって見過ごされがちな生活課題について社会資源を適切に活用すべく、MSWの支援

に結びつけるための院内の体制を整備する。さらに「役割の相互乗り入れ（trans-disciplinary team）を意識した活動であり、医療・教育・福祉の包括的な支援を行うためにジェネラリストとして支援を展開する」[8]と考えているようです。

また、その後SSW（スクール・ソーシャルワーカー）も学校に配置されるようになり、学校側に配置された福祉職として前述した（1）～（3）等の役割があると考えられます。

2）臨床心理士（公認心理師）の役割

松嵜[9]によると、臨床心理士の役割は、「『病院の中の教育』が、子どもの心理的・社会的状況を把握して、本人の希望・意向に沿って提供されるように働きかけること」としています。臨床心理士としては病院内での教育が有効に機能すること、子ども・家族、様々なスタッフが「よりよく生きること」を目指し、心理学の概念などを活用して支援しています。具体的には、話を聴く、学習や人間関係に躓きがある場合は検査を活用し、総合的に情報を整理して関わる、情報の共有、前籍校や家族への働きかけ等です[9]。がん拠点病院に臨床心理士は常勤・非常勤が74%配置されてきています。その後、医療職の国家資格として公認心理師が誕生し、復学支援に特化した文献は見当たりませんが、特に不登校の子どもたちへの支援を行っており、概要としては臨床心理士と同様の役割があると考えられます。

3）その他の職種

その他、復学支援に関わる可能性のある職種として、医療保育士、子ども療養支援士（CCS）、チャイルド・ライフ・スペシャリスト（CLS）、ホスピタル・プレイ・スペシャリスト（HPS）等の他、前述した理学療法士（PT）、作業療法士（OT）、言語療法士（SP）等があります。これらは、子どもの疾患、病状に応じて関わる内容が異なってくると考えられます。各専門職の具体的な役割の詳細は他書籍等を参考にしてください。

引用文献

1）大見サキエ、坪見利香、他7名（2013）全国調査にみるがんの子どもの教育支援に関する医師の取り組みの現状－家族・看護師・学校教員との連携を中心に－、日本小児血液・がん学会雑誌、50(4)、P598-606.

2）大見サキエ、宮城島恭子、他２名（2014）教育支援に関する医師の小児がん患児・家族への説明、第12回日本小児がん看護学会学術集会、岡山.

3）嶋晴子、嶋田博之（2016）特集　小児がんの長期フォローアップ－医療から教育支援まで－、小児看護、39(12)、p1487-1491.

4）文部科学省：今後の医学教育の在り方に関する検討会（令和５年度～）https://www.mext.go.jp/b_menu/shingi/chousa/koutou/124/mext_00003.html（2023.11.2閲覧）

5）河合洋子、大見サキエ、他２名（2007）A病院におけるがんの子どもに対する病棟看護師の教育支援、日本小児看護学会第17回学術集会、長野県松本市.

6）大見サキエ、金城やす子（2011）小児看護に携わる病棟の教育支援取り組みの現状－病棟看護師長に対する質問紙調査－、日本育療学会第15回学術集会、東京.

7）森口清美、大見サキエ、他２名（2014）教育支援に関する看護師の患児・家族への説明、第12回日本小児がん看護学会学術集会、岡山.

8）井上健朗（2016）社会福祉の立場から医療と教育の保障を考える、小児看護、39(11)、1390-1394.

9）松嵜くみ子(2016)入院中の子どもの「学ぶ喜び」と「困難を乗り越える力」、小児看護、39(11)、1395-1400.

第2章
復学支援の方法

第1節　海外の復学支援 －筆者らの視察報告より－

学童期の子どもは、勉強することが仕事であり、学校という集団の中で同世代の友人と学校生活を送りながら対人関係や社会性を学んでいます。小児がんに罹患した場合、半年から１年の入院生活を余儀なくされるため、退院後に地域の学校へスムーズに戻ることが重要となり、それを支える必要があります。2000年代は日本では小児がんの子どもの復学支援を行っている医療機関は多くなく、またマニュアルもない中、医療機関それぞれの方法で復学支援に取り組んでいました。具体的には、退院の予定が決まったころに看護師（看護師長、プライマリーナース）から地元の学校と連絡・調整をし、医師、看護師、院内学級の教員、地元の教員等と復学のための連絡会議を行うなどです。また、筆者らの医療施設では、チャイルド・ライフ・スペシャリスト（CLS）が復学支援の調整者となるシステムモデルを実施していました。現在では小児がんの子どもが入院治療を受ける医療機関には退院調整支援としてメディカルソーシャルワーカー（MSW）が配置され、復学支援のための連絡会議の調整を担うなど、復学支援に関わるスタッフは増えてきています[1)]。このように復学支援のための連絡会議は行われるようになりましたがその先にまでは及んでいないのが実情です。

筆者らは、2009年に復学支援システムが構築され、実施されているアメリカニューヨーク（NY）州ロングアイランド市の３つの病院（Schneider Children's Hospital, Stony Brook University Hospital, Winthrop University Hospital）と１つの支援団体（The Leukemia & Lymphoma Society）を視察訪問しました。そこでは、医療施設内に復学支援チームが存在し、そのチームが中心となり地元の学校へ出向いて復学に関する説明を行っていました。このような先進的な復学支援の状況を伝えるために2010年に雑誌『小児看護』（へるす出版）に「アメリカNY州における小児がん患者の復学支援の現状」として４回にわたり報告しました。ここでは、掲載された論文をもとに主要な内容を抜粋して紹介します。なお、この視察は2008年～2011年文部科学省研究費補助金（基盤C 課題番号：20592578）「がんの子どもの教育支援プログラムと連携システムに関する基礎的研究」（代表者：大見サキエ）の助成による研究の一環として行われました。

１．ニューヨーク州（アメリカ）施設訪問

１）The Leukemia & Lymphoma Society（LLS）[2)]

小児がんの支援団体であるLLSは、北米とカナダに64か所の支部を持ち、各支部で独自の支援プログラムを持っています。NY州にあるLLSは、州内の４か所の病院と共同して復学支援を行っており、小児がんの子どもがいずれかの病院へ入院した場合、子どもが所属する学校と入院先の病院の連絡調整役を行っています。また、復学支援は小児がん以外の慢性疾患にも対応しています。以下に主な事業内容について述べます。

⑴　ファミリーサポートグループ

ファミリーサポートグループでは、病気、年齢、治療など同じ体験をした患児と家族の相互のサポートや教育の場を提供しています。ファシリテーター役として看護師、SW、ボランティアが担っており、遠くて参加できない場合は、電話、インターネット、訪問による方法などを紹介しています。

⑵　教育支援プログラム

このプログラムは、患者と家族に対して、治療の選択や意思決定、対処行動の支援を目的としたプログラムです。医師や看護師、SWなどによるセミナーを実施しており、「白血病」「栄養」など、幅広い話題を取り上げています。また、ヘルスケアスタッフに対する継続教育の一環として、継続教育プログラムも実施しています。

⑶　復学支援プログラム

がんの子どもがスムーズに復学できるように、医療の専門家と親や子どもの連携を支援するものです。学校に対するサポートとしては、教員、クラスメイト、クラスメイトの親、きょうだいとその教員を対象としたものがあります。

① 学校に対する説明

学校に適切な対応をしてもらうために家族とともに学校に出向き、現在の治療の段階、治療の内容、薬の副作用（ステロイド薬など）について説明しています。例えば、学校生活において体育でどこまで行ってよいか、注意する点は何か、また登下校においては歩く速度が遅くて通学に時間がかかるため集団登校はしなくてもよいこと、教科書の持ち運びが重いため家と学校とで２セット用意してもよいことなどです。高校生の場合、全クラスで時間割の調整を行わなければならないため、その調整は進路指導や就職指導を行っているガイダンス・カウンセラーが担っています。

② クラスメイトへの説明

クラスメイトへの説明は、復学前または復学後に行われています。就学前や小学校低学年の子どもには、「Why, Charlie Brown, Why?」の本、DVDやVTRを用いています。VTRはステロイド薬を使用している初期の段階の事例、治療中の事例、骨髄移植が必要な事例などさまざまな治療の段階の事例や12 ～ 14歳用など年齢別にも用意されています。方法は、まずVTRを視聴し、その後医師、看護師、SWが病気や治療についての説明をし、子どもたちから質問を受けるようにしています。

③ 復学支援に関するセミナー

教員や保護者に対して、がん治療に関することだけでなく日常生活一般についても小冊子を用いて説明しています。がんと診断された直後の家族は気持ちが混乱していることが多いため、学校側から親に復学支援プログラムの紹介ができるようにすることができ、効果的な支援となっています。

④ 対象別のサポート

幼児期、児童期、高校生、きょうだいのためのプログラムがあります。幼児期（nursery school）：3～4歳の母親が立ち上げたプログラムで、週2回、10 ～ 12人が通っています。児童期（young adult）：参加しやすい雰囲気をつくるため、レストラン等で行っています。クラスで忘れられた存在とならないために「欠席中はクラス替えをしない」、学校とのつながりを保つために「宿題をクラスメイトにもっていってもらう」「子どもの作品を校内に展示する」などです。高校生：この時期は他の社会資源とつながることを目的としています。大学進学を目指す子どもには、ガイダンス・カウンセラーが進学先の大学についての説明をしています。また、地元校の先生によるhome teachingやインターネットによる双方向通信（home to classroom）も紹介しています。きょうだいのためのサポートプログラム：病気の子どものきょうだいが注目される場として存在しています。community programでは同じような境遇にある子ども同士が話すことができたり、宿題などをサポートする親の役割も担っています。

⑷　財政的サポート

がんの治療は高額で継続して受ける必要がありますが、アメリカでは保険に加入していない家庭がいます。NY州では、親が保険に未加入の場合でも入院中の子どもの治療費がカバーされるシステムを持っています（外来での負担は、20 ～ 25ドル／日）。

2）Schneider Children's Hospital[3)]

ロングアイランド市唯一の子ども専門病院で、18の病院施設（外来施設含む）と２つの介護施設で構成されています。復学支援チームのメンバーは、臨床心理士をリーダーとして、小児科医（血液腫瘍・幹細胞移植専門）、CLS、SWなど専門性の異なる５名で構成されており、実働的なことは心理士、CLS、SWといったpsychosocialチームが行っています。

復学支援プログラムは２つあり、患児が戻る学校の教員やスタッフ、もう一つはクラスメイトの２つを対象としています。方法は、復学前にpsychosocialチームのメンバーが直接学校に出向き、対象の反応を確認しながら行っています。事前の打ち合わせでは、「がん」という言葉を使うかどうか、患児自身が説明にどの程度参加したいか、教員等学校のスタッフに対してどこまで話したいかなど本人と家族に確認をしています。クラスメイトへの説明の前には、予想される「からかい」や「質問攻め」に対する対処方法など、本人と一緒に考えて練習することで心の準備ができるようにしています。

⑴　学校側へのプレゼンテーション

教職員に小児がんについて理解してもらうことを目的としています。参加者は学校側からの希望だけでなく復学支援スタッフから必要な立場の人を選択し、参加の依頼をしています。内容は、「医学的側面」、「心理社会的側面」、「教育的側面」に重点が置かれています。「医学的側面」では病名、治療内容、人体への影響について、予測される副作用、感染症への抵抗力など。「心理社会的側面」ではボディイメージや患児のコーピング、子どもや家族が抱える不安、友達との交流の状況、学習能力の変化をアセスメントし、定期的で継続的に評価を行う必要性など。「教育的側面」については、特に学校側でがんに対する悪いイメージや体験がある教員がいるかどうかに注目しています。該当する教職員がいた場合、その教職員が子どもと関わることがないとしても、子どもやそのきょうだいに悪影響がないように小児がんに対する正しい知識を教育し、理解を深めるようにしています。また、クラスメイトの家族にも参加を促し、小児がんに対する理解をしてもらうようにしています。

⑵　クラスメイトへのプレゼンテーション

クラスメイトに子どもについて説明することにより、復学後にクラスに溶け込めるようにすることを目的としています。まず初めに、「私たちは〇〇ちゃんの病院のお友達」と伝えることから始めます。次に、子どもたちに主体的に参加してもらうように「病院に行ったことがある人」、「なぜ人は病院に行くの？」などと問いかけて、子どもに考えさせるようにしています。小児がんの治癒率は大人と違って高く、怖い病気ではないこと、病院スタッフは子どもの回復を強く信じており、子どもの病気も快復途中であることを伝え、安心感を与えるようにしています。また、病気をしていてもみんなと同じということを理解してもらうことも大切です。からかいやいじめがあった場合にどのように対処したらよいか、といったことをクラスで話し合ってもらい、復学前から子どもを守る雰囲気をつくるようにしています。

プレゼンテーションの終了間際になると、話の焦点が「患児の病気」ではなく、他のクラスメイトの体験談や全く病気とは関係のない話（自分のペットの話など）になってくること。この状況の変化により、『病気の子』としてではなく普段通りの『〇〇ちゃん』としてみられたことが確認できます。こういった一連の試みによって、最終的に子どもが大勢の中の一人に戻れた瞬間になれたら目的が達成できたといえるでしょう。

気を付けることとして、クラスメイトの保護者には事前に企画内容について伝え、承諾を得ておくことです。保護者によっては自分の子どもに小児がんのことやその子どもの状況について聞かせたくない場合もあるため、その場合は該当の子どもに教室から退室してもらうようにするなど配慮も必要になります。

⑶　同胞への支援

この病院では、子どもの同胞のクラスメイトや教員にも説明を行っています。長期入院が引き起こすきょうだいへの影響について説明し、患児の復学後に予想されることを事前に家族や学校側に伝え、理解を得ておくことで問題に早期に対処しやすくなります。

⑷　復学後のフォローアップ

復学支援チームの今後の課題の一つとして、クラスメイトへの説明後のフォローを積極的に行っていくことです。クラスでの説明時に良い反応で子どものことを理解していたように見えても、復学後にからかうような子どもがいたり、患児の学習能力に変化があるなど、さまざまな問題が出てくることがあります。また、学校側から進級や転校の際に再度説明してほしいという要望もあるため、継続的に関わる必要があります。

3）Stony Brook University Hospital[4)]

この施設は、医学、看護学、社会福祉関係の総合大学の附属病院であり、小児血液腫瘍病棟を視察しました。10年前にがんの子どもの復学支援のシステムを構築し､復学支援プログラムをスタートさせたということです。復学支援チームメンバーは､CLSをコーディネーターとし､病棟看護師､小児腫瘍専門看護師（NP)､小児科医､薬剤師などで構成されています。

復学支援プログラムの目標は、復学支援にかかわる人々とのオープンなコミュニケーションがもてることと位置づけ、復学にあたっての子ども自身の準備を支援するとしています。復学支援は入院時からの早期の連携が重要であり、病院と地元の学校と契約を結び、情報交換をしています。対象は、脳腫瘍・血液疾患など小児がんや腎臓疾患など慢性疾患、何らかの理由で学校に行けなくなった場合など、幅広い病気の子どもです。ここでは復学支援プログラムとして、復学前の連絡調整会議の開催と学校教員、クラスメイトへの教育活動について述べます。

⑴　学校との連絡調整会議

連絡調整会議は、復学支援チームのCLSが中心となり、学校側の参加者は子どもに関わる教員（家庭教師、特別支援教員含む)、特別支援教育コーディネーターでSNが学校の窓口を担っています。病院側では、看護師が行動制限など日常生活の相談を受け、医師は薬の処方や書類の対応をしています。連絡調整会議を実施するにあたり子ども本人に学校への情報開示の了解を得る必要がありますが、ほとんどの子どもと家族は承諾しているとのことです。

学校への説明や話し合いの内容は、診断名、治療方法、受診日、ライン（カテーテルやポート）の有無、病気の経過や状態の変化など身体的な内容、スポーツなどの活動制限（特にスポーツや休憩中の過ごし方)、学校での感染症流行時の対応とそのリスク、授業中のトイレの扱い、教室での机の位置（前の方が良い)、クラスでの役割を決めるなど学校生活についてです。また、治療やステロイド薬の影響からの外見の違い、子ども自身がどうコーピングしているか、サポートグループがいるか、学校内にいる同胞、家族との関係などの心理社会的な側面も具体例を挙げて説明しています。

⑵　教員、クラスメイトへの教育活動

復学支援チームが学校へ直接訪問しています。

① 子ども本人に対する準備

子どもとは、復学前に学校側へ説明する方法、内容について話し合います。まず子ども自身から説明するか同席するだけにするかを尋ねます。また、クラスメイトからのからかいに対応するスキル（無視する、遠ざける、簡単に言い返すような言葉をつくるなど）、友達・スクールナースや教員など安心できる人をつくることなど、予測できることを伝えています。発達段階や個別性に合わせた説明にするため、学校の教員や保護者に内容を確認してもらっています。

② 教員への教育

教員への説明内容は、心理・社会的問題（恐れ、いじめ、ボディイメージの変化、脱毛、社会的適応）、医学的問題（疲れやすい、感染しやすい、挿入されているライン、身体的活動、治療方法）、教育に関する問題（注意力・集中力が鈍くなる、運動機能・情報処理能力の遅れや困難、欠席しやすいこと）などで、クラスメイトの理解が得られないことで生じた問題事例を用いて説明しています。

例）「水飲み場で水を飲んだ後、（病気が移るからと）だれも飲まない」「学校で帽子をかぶってはダメ、といって帽子を取られた」「誕生会に招待されない」「腕の動きが悪く、字がうまく書けないことに対して、教員からふざけていると思われ、罰を与えられた」「足のがんで脚長差があることを教員が知らず、うまく走れないことを叱られた」

③ クラスメイトへの教育

クラスメイトへの教育の目的は、がんの子どもに対する誤解や考え違いを解くことにより、クラス内でがんの子どもの孤立を予防し、支援的、理解的雰囲気（共感的）やメンバーシップを醸成することです。具体的な方法は、年齢に応じてVTR、指人形、物語ボードやマルチメディア教育機器を用い、病名、治療、副作用について説明しています。低学年の子どもには、細胞、臓器、血液などをイラストや粘土を用います。高学年になると、解剖や生理学的な内容を含めてカテーテルの説明もしていますが、説明内容は対象それぞれで取捨選択しています。説明以外に、ロールプレイングやいじめについてのディスカッションを行うなど、偏見をなくす取り組みも行われています。子どもの頑張りをたたえ、皆のヒーローであることを伝えるとともに、子どもを助けるために何ができるか、チーム一丸となって取り組むことを目指しています。

④ 連携のための書類

病院に届く問い合わせに対してCLS（パートタイム勤務）が対応します。面接以外に復学支援のプログラムの概要とそのステップの郵送も行っており、病院内には病院や学校との連絡調整や情報提供のための書類など、各種フォームが用意されています。
例）予防接種が遅れた理由を連絡する書類など

４）Winthrop University Hospital[5)]

この施設は、あらゆる疾患領域を対象に、成人から小児までの患者を受け入れる総合病院で、小児がん治療を専門に行う施設として小児がんセンター（The Cancer for Kids at Winthrop-University Hospital）が隣接しています。小児がんセンターでは、小児がんと診断されるとすぐに入院、５～６日の入院期間ののち外来治療となり、治療の基本は外来で行われます。そういったことから、血液腫瘍疾患の３／４の子どもは小児がんセンターで通院治療を受けています。治療の理念は「できるだけ早く家に帰り、復学すること」です。小児がんの治療は、診断時から在宅療養支援や教育支援が始まり、治療終了後までの継続した長期フォローということで、治療による生活への影響を最小限にする取り組みをしています。

⑴　外来における復学支援

① 学齢期にある子どもへの支援

『School Re-Entry』というパンフレットを用いて、医師、看護師、サイコオンコロジスト、SWなど、多職種チームで子どもの復学支援を実践しています。

外来治療を受けている子どもは化学療法を受けながら登校しています。在宅ではホームケアナースが化学療法を行い、登校についても検討しています。例えば、治療と登校について、１週間のうち２日間は治療のために欠席して週末登校するパターンを４～５カ月継続するケース、週末入院治療して月曜に退院、治療による副作用（脱毛）が出現した場合は訪問教育に切り替えるケースなど、個別の対応がなされています。

② 就学前の子どもへの支援

就学前のクラスメイトへの説明は、できる限り子どもが興味をもち、自発的に質問できる工夫をしています。始めに「今まで病気にかかったことがある人」「がんを知っている人」と尋ねた後に病気や子どもについて情報提供し、子どもたちの質問に答えるようにしています。また、病気を果物に例えて病気にもいろんな種類があること、特別扱いしないようにすることなどを伝え、最後は楽しい話で終わるようにしています。用いるツールは、非ジェンダーの人形を用いて埋め込みポートの説明をしたり、細胞モデルを作成したり、パペットなど発達段階を踏まえた工夫をしています。この時期はお手伝いすることが楽しい年齢でもあるため、「友達をどうしたら助けられるか」についてみんなで考える時間を設けることもあります。

⑵　種々のサポートシステム

この施設ではユニークなサポートクラブや支援プログラムが存在しました。これらはパンフレットを使用して紹介されているものですが、主な支援システムを紹介します。

① サバイバープログラム

サバイバープログラムは、治療後の晩期合併症や学力低下などへの対応として適切な治療が早期から受けられるように、定期的なアセスメントと長期的な支援ができる体制を治療中から実践しています。このシステムは、治療を必要としなくなるまでフォローが続けられます。

② キッズプログラム

これは、現在治療を受けている子どもたちを支援するためのシステムです。子どもには評判がよく、参加者は多いですが、就労している親が多くなり、活用できない子どもが増加しています。

③ 祖父母サポートセンター

孫ががんの診断を受けた日から祖父母自身がエンパワメントを受けられるようにサポートするものです。孫がどのような病気であり、どのような治療を受けているか等病気に関する説明や祖父母としてどのような役割ができるかについて説明を受けることで、祖父母が孫の病気を理解して役割意識の向上につながっています。

④ 復学支援サポート

復学支援サポートの中心は学区との連携です。各学区はそれぞれ規模が異なり、書類等のやり取りが煩雑です。子どもが治療中であっても、学校に適応できるようにサポートし、異なる状況であってもなるべく同じレベルのサポートが受けられるようにするために必要となります。

⑤ 思春期支援プログラム

思春期は、治療の副作用による内分泌系の障害について、本人も家族もショックを受けます。診断当初は生命第一と考えますが、早期から晩期合併症の説明をすることで対応について指導することができ、症状出現への早期介入が可能となります。

第一段階の治療後に再教育し、日ごろから気軽に相談ができる配慮なども必要です。神経障害紹介支援システムは、抗がん剤や放射線治療などの影響を早期に発見し、治療につなげるうえで重要なシステムです。

2．アメリカの法的支援体制

アメリカでは各州が独立した自治を持っているため州によって各種の体制が異なります。教育システムとして、スクールナース（SN)、スクールカウンセラー（SC)、スクールソーシャルワーカー（SSW）は学区（日本では教育委員会）に所属し、1週間に何回など定期的に各学校へ訪問しています。以下に教育を必要とする子どもの権利とアメリカの法律について視察をもとに述べます[2)]。

アメリカでは障害をもつ子どもの教育を受ける権利は、障害者教育法（Individual with Disabilities Education Act：IDEA)、リハビリテーション法504条（The Rehabilitation Act of 1973- Section 504)、アメリカ障害者法（The Americans with Disabilities Act：ADA）の３つの連邦法により保障されます。がんの治療により身体面、学習面の障害をもつ子どもも対象に含まれ、これらの法律のどれかの適応となります。IDEAに適応しなかった場合でも504条の適応となります。

表２－１－１にIDEAと504条の比較を示しました。IDEAは、1975年に連邦法の全障害児教育法として公布、1990年に教育法として改定されるとともに名称が変更され、1997年に再修正されました。主な目的は、全ての障害児に対して無償で適切な公教育を受けることを保障し、障害児の権利や児童の親の権利を保護することです。対象は、自閉症、聾、聾盲二重障害、聴覚障害、精神遅滞、重複障害、身体障害、その他の健康障害、重度情緒障害、学習障害、言語障害、外傷性脳障害、視覚障害などの13の障害で、がんの子どもはその他の健康障害に含まれます。対象の年齢制限は３歳から21歳で、親の協力により子どもに適切な教育プログラムが提供されるといった親の関与を重視しており、手続きや評価においても親の同意を必要とします。

一方504条は、1973年に公民権法として設立された連邦法で、障害を理由に差別をされることを禁止する規定です。対象は小･中学校、高校、大学、病院、州政府、地方団体であり、人権に対する認識の高まりにより1990年に全ての企業や団体に対象が広げられ、ADAが設立されました。目的は、初等中等公教育のプログラムや活動において、障害をもつ人の権利を保護することです。対象は全ての障害をもつ者で、一つまたはそれ以上の日常生活の主要な活動を相当程度制約されていることとしています。対象の年齢制限はなく、手続きは必要が生じたときに親が届け出ることになります。

がんに罹患すると、化学療法、放射線療法、外科的療法などの副作用には、短期の副作用と晩期合併症があります。そのため、がんの治療を受けた時からその対処の方法を考えておく必要があります（表２−１−２参照）。このような対処について、がんになったときだけでなくその後も対応できるような方法をわかりやすくまとめた小冊子等で情報提供を行っています。

表2-1-1　IDEAと504条の比較

項目	障害者教育法（IDEA）	リハビリテーション法504条
法律の種類	連邦教育法	公民権法
担当	特別教育長官	504条コーディネーター
目的	障害をもつそれぞれの子どもは、無償で適切な公教育を受けることが保障される	初等中等公教育のプログラムや活動において、障害をもつ人の権利を保護する
教育の計画	個別教育プログラム（IEP）	504 プラン
障害のタイプ	13の障害 がん生存者など他の健康障害を含める	がんを含んだ全ての障害。 一つまたはそれ以上の日常生活の主要な活動を相当程度制約している
対象*	３～21歳	すべての年齢
手続き	親の参加、同意、届出が必要	必要とした親が届け出る
適格性の評価	教育の必要性	教育の必要性

*著者加筆　（「Learning & Living With Cancer」のbookletを著者翻訳）

表2-1-2　がんの治療中、または晩期合併症を経験しているお子さんをもつご家族へ：ステップを参考にしてください

ステップ１	治療により起こる可能性のある短期症状と晩期合併症について医療チームに相談しましょう。
ステップ２	子どもに必要な学校スタッフに連絡し、医療チームとの協働をはかりましょう。もし復学のために必要ならば、学校側（校長、担任、スクールカウンセラー、スクールナース）と治療チームメンバー、場合によっては友達や家族を交えた会議を開くよう依頼しましょう。チームはその期間（約４週間）の計画を提案することになるでしょう。
ステップ３	もし計画がうまくいかない場合は、IDEAのIEPや504プランの査定を依頼しましょう。医師、SW、心理士などの治療チームメンバーに書類作成の手助けを依頼しましょう。
ステップ４	直ちに学校はセットアップし、子どもの査定を行うことになるでしょう。その間、親は査定の流れを止めないように、きちんと日にちの管理をしておきましょう。
ステップ５	査定の結果をシェアし、適切なプランを展開するために会議を開くよう依頼しましょう。あなたにはすべての査定の結果やアドバイスを知らされる権利があります。実際、何らかの便宜がはかられる前に、あなたはそれに同意する必要があります。また、あなたには、（セカンドオピニオンのように）再査定を求める権利もあります。
ステップ６	子どもへの便宜が適当であるかを親はしっかりと確認する必要があります。もしほかの便宜が必要ならば、チームメンバーに申し出て、子どものIEPまたは504プランを変更してもらいましょう。これらのプランはすべて“やりながら”で行われるので、子どものニーズや能力が変わるとともに、プランもそれに見合うように変更させる必要があります。

（「Learning & Living With Cancer」のbookletを著者ら翻訳）

引用文献

１）隈村綾子(2017)病気や障害をもって生きる子どもと家族の生活を支える～医療ソーシャルワーカーの視点から～、大阪市立大学看護学雑誌13. 69-71.

２）河合洋子、大見サキエ、他４名（2010）アメリカNY州における小児がん患者の復学支援の現状（４）The Leukemia & Lymphoma Societyにおける復学支援と教育を必要とする子どもの権利、小児看護. 33. 7. 944-948.

３）三浦絵莉子、大見サキエ、他６名（2010）アメリカNY州における小児がん患者の復学支援の現状（２）Schneider Children's Hospitalにおける復学支援プログラム、小児看護. 33. 4. 531-536.

４）大見サキエ、三浦絵莉子、他８名（2010）アメリカNY州における小児がん患者の復学支援の現状（１）Stony Brook University Hospitalにおける復学支援プログラム、小児看護. 33. 3. 390-394.

５）金城やす子、大見サキエ、他４名（2010）アメリカNY州における小児がん患者の復学支援の現状（３）The Cancer Center for Kids at Winthrop-University Hospitalにおける小児がん支援システム、小児看護. 33. 6. 808-813.

第2節　海外の復学支援 －武田らの報告より－

武田ら[1)]は、小児がんやAYA世代のがんの患者の教育支援の現状を明らかにすることを目的に、オーストラリア、イギリス、アメリカの医療施設と教育施設を視察しています。いずれの国も治療は主に外来で行われていました。また、入院治療中や在宅療法中には学籍の移動はなく、地元の学校が教育支援を行っていました。ここでは、小児がんの子どもの復学支援として、武田らの報告を紹介します。

1．オーストラリアの復学支援

1）The Royal Children's Hospital

オーストラリアで一番大きい小児病院であり、ロイヤル小児病院教育研究所（The Royal Children's Hospital Education Institute）が教育サポートをしています。この病院では、入院中も学校や友人との関わりを保ち続けることは健康のために重要であるという基本理念を持ち、子どもと在籍する学校に対して、訪問教師、カウンセラー、言語療法士、SWや他の医療専門家等により学校生活や日常生活の支援のコーディネートもしてくれます。在宅療養の場合、訪問教師（教育省のスタッフ）が自宅まで訪問して学習指導をしますが、入院中の子どもの場合、スムーズに復学するために健康状態の情報を共有する必要が生じます。特に小児がんの場合は副作用や晩期合併症のための体調の変動に留意します。

健康障害のために授業参加が困難な場合、子どもの医療ニーズに対応して支援するための学生健康支援計画（Student Health Support Plan：SHSP）を作成しています。作成にあたっては、保護者に必要な健康支援、緊急時の応急処置、服薬の管理について確認し、衛生に関する支援の程度、節制、飲食、移動とポジショニングに関する実態、健康関連機器の使用などの個人支援について明確にします。医療アドバイスが必要な場合は、本人、保護者、学校関係職員と支援会議を行い、学校での必要な健康支援、安全と快適を確保し、子どもの尊厳とプライバシーを尊重するために必要なことを話し合い、個別に必要なケアや学習計画などを明確にしていきます。

2）The Children's Hospital at Westmead

この病院は、腫瘍科だけでなく、糖尿病や腎臓病、発達障害など種々の子どもの病気や障害に対応するオーストラリアで２番目に大きい総合病院です。病院の中にはウェストミードこども病院学校（The Children's Hospital School）があり、幼稚園、小学校、中学校、高等学校の教育サポートをしています。入院中の教育は、本人、保護者、病院、ホスピタルスクールのスタッフや地元の学校のスタッフ（学籍を異動しないため）で話し合って決定します。ホスピタルスクールでは、病院医療チームと検査処置、看護ケアとの時間の調整をしています。個別学習計画、ヘルスケアプラン、行動計画を含む支援計画や指導記録は電子化され、復学支援の資料としています。

復学支援は、病院内にある子ども病院教育研究所（Children's Hospital Education Research Institute：CHERI）により復学支援プログラム（Back on Track Program：BTP）が施されています。BTPは、小児がんの検査や治療により地元での教育が受けられなくなった場合に本人、家族、学校、病院が共同して行う教育支援であり、支援は医師や看護師、保護者、地元校から連絡を受けることから始まります。ただし、保護者の承諾を必要とします。BTPの役割は、入院中や在宅療養中の子どもと地元校とのコーディネーターで、教員が担っています。子どもの病気や治療に関する情報へのアクセス権を持つため、病状等の把握が容易です。子どものケース会議は、医師、看護師、BTPスタッフ等の専門家が毎週行っており、子どもの病状や学習の状況についての情報を共有しています。ホスピタルスクールへは入院期間が５日以上の場合に通うことができます。

BTPを開始するときは、まず関係者（保護者、地元校の校長、担任、BTPスタッフ、看護師、心理士など）で支援方法について話し合います。入院中BTPスタッフは、地元校の担任と定期的にメールで情報（患児の状況、課題など）を交換し、学校とのつながりを保つようにしています。退院後は、外来でBTPスタッフにより週１時間の学習支援をしています。在宅療養時は、希望時に訪問教師の手配をすることができます。

復学支援の段階的な取り組みとしては、復学支援プログラムに従って実践されています。

・復学が決まった時、BTPスタッフは本人と保護者と話し合い、地元校にどのように説明するか検討する。

・本人、BTPスタッフ、看護師とともに地元校に出向く（保護者が同行することもある）。
・クラスメイトへ、病状、どういう困難に直面しているかを説明し、本人の苦痛を共有するとともに、皆で支援できることを話し合う。
・個々のニーズに応じ、仲良しの友人、小グループ、クラス単位、学年集会、教員のミーティングなどへ説明する。
・復学直前、BTPスタッフは担任と面談の時間を持ち、体調や学習状況、学校生活上の配慮などの確認をする。
・復学後３カ月をめどに、定期的に学校と連絡を取り、サポートチーム（教員、医療者）により相談や助言を行う。

２．イギリスの復学支援

Great Ormond Street Hospital（GOSH）とUniversity College London Hospital（UCLH）のホスピタルスクールは、子どもや若者の教育の中断や混乱を最小限に抑え、入院中も学力の向上と学習への興味が継続できるようにすることを目指しています。学校には、教育・心理学の専門知識をもったSchool Liaison Officerが病院、学校、家庭等のコーディネーターを担っていました。また、特別な教育的ニーズを有する子ども（Children with Special Educational Needs：SEN）に対しては、教員資格を持つSENコーディネーター（Special Educational Needs Coordinator（SENCO）[2]が教育業務全般に関わり、インクルージョン教育の根幹の役割を担っていました。

Royal Marsden Hospitalでは、ホスピタルスクールが設置されており、医師や看護師、心理士、SW、リハビリテーション関係者、教員など多職種でミーティングが行われます。また、TV会議システムを使用して、他の病院と多職種ミーティングが行われています。ミーティング等のまとめ役は専門看護師（Nurse Consultant）で、会議を進行し、その場で個別支援計画を作成し、関係者全員で共有することができます。

さらに、この病院の医療者やホスピタルスクール教員で作成した「Pupils with cancer：A guide for teachers」[3]は、重篤な病気で欠席し、困難な時を過ごしている子どもを支えるべく教員の指針として作成されました。治療中または治療が終わって小・中学校、高等学校に戻った子どもたちの生活について具体的に書かれており、継続的に支援していく方法についても書かれています[1)]。主な項目として、「守秘義務」「復学を歓迎すること」「復学に向けた支援」「脱毛と自己イメージ」「支援の方法」「試験について」などがあり、日本の支援団体等の情報も追加されています。

3．アメリカの復学支援

アメリカのWashington D.C.にあるChildren's National Medical Centerにはホスピタルスクールはありません。小児がんの病棟に、がんの子どものための教育スペシャリスト（Oncology Educational Specialists）が一人勤務しており、教育委員会や地元の小学校、中学校、高等学校等との連携を図り、教育支援をしています。Oncology Educational Specialistsは、看護、心理学、福祉、児童の生活、学校や病院ベースの教育、医療の分野などでつくられた小児血液腫瘍学教育スペシャリスト学会（The Association of Pediatric Hematology Oncology Educational Specialists; APHOES）に所属しています。APHOESの使命は、対象患者の教育ニーズに対応するための研究会を行い、支援の提供や方法を標準化すること、全国の志を同じくする人々と協力し、さまざまなサイトで専門家のための学習の機会を提供すること、小児がんの教育成果を向上させるための研究を行うことです。このようにアメリカには、小児がんの子どもを支援する団体が多く存在しています。

第１節と第２節で海外の復学支援を紹介しました。ここで紹介した欧米の地域では復学支援システムが構築されていることがわかりました。いずれも病院内や教育研究施設内の復学支援チームや別の支援団体が担っており、復学にかかる調整をしていました。また、マニュアルやパンフレット、HP上のコンテンツなど、本人や家族等必要な人が情報を得ることができる環境が整っていました。支援の対象は、子どもや親・きょうだいだけでなく学校の教員やクラスメイトであり、特に子ども同士で想定される事項（からかいに対応するスキルや相談できる人を決めておく）などきめ細かな支援がされていました。さらに、復学後数カ月間フォローアップがなされており、復学したら復学支援が終了ではなく、子どもが安心して学校生活を送ることができるまでサポートがされていました。

日本においてもその当時、小児専門病院、大学病院など長期療養児が入院する医療施設や復学支援に尽力している小児科医がいる病院では、退院時の学校との連絡会議が行われており、その調整役は小児科医、看護師長、CLSが担っていました。

2016年度の診療報酬の改定[4)]から「円滑な入院、早期退院」を目的として入退院支援の患者サポート体制を担うMSWの雇用が促進され、中規模以上の病院では復学支援を含む退院調整役を担うMSWが増加しています。こういった国の方針により支援が進むこともあります。しかし、復学支援スタッフが学校に訪問して教職員やクラスメイトへ説明するといったことはこれまでもされていませんし、現在も実施されているとは聞いたことがありません。子どもや家族は入院する病院を選ぶことはできません。だからこそ、病気療養児が全国どこでも同じような復学支援を受けることができるようにサポート環境を整えていく必要があります。

引用文献

1）武田鉄郎、篠木絵理、他３名（2016）小児がん、AYA世代がん患者の教育的対応の現状－オーストラリア、イギリス、米国の病院視察から－、和歌山大学教育学部紀要．教育科学66．17-25．

2）横尾俊（2007）イングランドのSpecial Educational Needs Coordinator（SENCO）の養成とその業務上の課題．文部科学省研究拠点形成費等補助金による海外先進研究報告、世界の特殊教育（XXI）．13-18．

3）Specialist Schools and Academies Trust（2008）Pupils with cancer：A guide for teachers
https://shared-d7-royalmarsden-publicne-live.s3-eu-west-1.amazonaws.com/files_trust/s3fs-public/Pupils_with_cancer.pdf（2023年９月７日閲覧）

4）厚生労働省（2018）平成30年診療報酬改定
https://www.mhlw.go.jp/content/12404000/000561559.pdf（2023年11月３日閲覧）

第3節　復学に関する子どもと保護者のニーズ把握と支援

1．復学に関するニーズ把握の必要性と関係職種

1）子どもと保護者のニーズ把握の必要性

子どもの復学を支援するためには、子ども・家族・医療者・学校関係者が準備しておく必要があること、子ども本人や家族のみでは対処が難しく専門職や他者の支援が必要と思っていること、先の見通しをもつための情報やツールの希望など、多様な側面から、子どもと保護者のニーズを把握する必要があります。復学に関する一般的なニーズについて、既存のパンフレット[1]や、復学支援マニュアル[2]、復学支援に関する文献の整理[3), 4)]、保護者への調査報告[5]などから予測をした上で、個別のニーズについて具体的に、その子どもと保護者から直接把握することが大切です。

そのためには、支援者が包括的視点をもち、入院や療養の開始時から復学後までを予測したり、入院・療養の場だけでなく学校での生活を予測するなど、目の前の状況だけでなく先を見通したり、子どもの生活範囲の拡大をイメージしておく必要があります。医療現場においては、子どもに限ったことではなく、退院支援の視点と同様ですが、入院や療養の開始時から退院・復学に向けた支援が着手されるべきです。そして、その視点をもって、子どもや保護者が退院後・復学後の生活について、どのようなイメージや心配、実際的な準備や対処に関する具体策をもっているのかについて、丁寧に確認していく必要があります。子どもの学校生活には、「食事や排泄などの日常生活行動」、「教室内外での学習活動や行事」、「友人や教員との人間関係」、「通学」、「学校での健康管理」、「周囲の人の病気の理解」、「困った時や緊急時の相談」など様々な要素が含まれます。

子どもと保護者のニーズ把握をしておくことは、関係職種が情報共有や連携をして支援する上でもとても大切です。多職種で連携して支援するために、カンファレンスや調整会議と呼ばれる話し合いの場をもつことが有効ですが、その前に子どもと保護者のニーズを把握しておくことで、より有意義な調整会議にすることができます。なお、調整会議については第２章第８節「復学支援会議の始め方、進め方」で記載しています。

2）ニーズ把握に関係する職種

前述のような広い内容を網羅して、子どもや保護者のニーズを直接把握できる立場にある職種は、日本の病院では主に看護師です。この節では、主に看護師の立場から子どもと保護者のニーズ把握の内容や把握する方法について具体的に記載しています。次に、院内学級・訪問教育の教員や、医師など主な関係職種のほか、状況により理学療法士・作業療法士などのリハビリテーションの専門職、MSWや臨床心理士・公認心理師、CLSや保育士などによるニーズ把握についても簡単に触れながら、子どもと保護者のニーズに関する多職種間の情報共有について述べます。

また、子どもが復学する学校の教職員も、復学に関する子どもと保護者のニーズ把握をする必要があります。病院職員にとっては学校の教職員と接する機会はほとんどありませんが、復学支援において学校は重要な連携先であり、入院中から連携する必要があります。そのため、この節では学校の教職員による子どもと保護者のニーズ把握について、入院中のことを簡単に述べます。退院後・復学後は、学校と子ども・保護者は直接連絡をとることが容易となり、ニーズ把握と直接支援が同時的に重なってきますので、第２章第５節「療養中・療養後における復学する学校との連携」の記載を参照してください。

2．看護師による復学に関する時期別のニーズ把握と支援

復学支援の対象となる子どもが入院・通院している病院の看護師は、療養や復学の節目となる時期を考慮して、復学に関するニーズを把握し、支援につなげることが必要です。先にも述べたように、入院や療養の開始と同時に、復学支援への着手が必要です。また、入院時から退院後にわたって継続してチームで関わる看護師だからこそ、入院初期から復学支援について看護計画に組み込むことで、継続的な支援が可能ともいえます。

ニーズ把握と支援の内容については、本書の著者らが作成・使用したパンフレット[1)]、自治体の教育委員会が作成した復学支援マニュアル[2)]、復学支援に関する文献整理[3)]などを参考に、療養や復学の節目となる時期を考慮してまとめました。ニーズ把握や支援のタイミングは、子どもと保護者同時でよい場合もありますが、子どもに心理的動揺を与えないよう、保護者に先に説明し、子どもから聞く・子どもに説明することの同意を保護者にとってから行う方が良い場合も多くあります。子どものために必要なことであっても、学籍異動や復学は子ども・保護者にとって不安

を伴うことであることを念頭に置いた配慮が必要です。

表２-３-１に、療養と復学の節目となる時期、各時期に関わると想定される主な看護師、療養中・療養後の教育に関する支援の視点を挙げています。病院によって看護体制に違いがあり、退院調整や地域連携部門の看護師が関わらない場合もあります。また、病棟看護師と外来看護師が明確に区分されず一元化されている場合も

表2-3-1 療養と復学の節目となる時期別にみた支援の視点

<table>
<tr><th colspan="2">時期</th><th colspan="2" rowspan="2">関わる看護師</th><th rowspan="2">療養中・療養後の教育に関する支援の視点</th></tr>
<tr><th>病気療養の視点</th><th>教育の視点</th></tr>
<tr><td>1)
入院初期</td><td>入院中の教育方法決定・学籍異動の時期</td><td rowspan="3">主に病棟看護師</td><td rowspan="2"></td><td>(1)入院中の教育方法の要望確認・選択肢の提示・相談
(2)入院前からの在籍校への連絡内容の確認、入院時調整会議の必要性の判断
(3)入院中に利用可能な教育方法と手続きの説明者の紹介、決定、手続き
(4)入院中に受ける教育方法に応じた環境の整備</td></tr>
<tr><td>2)
入院治療中・一時退院時</td><td>入院中の教育維持期</td><td>(1)学習のための時間・場所・安全・安心の継続的確保
(2)訪問する学習支援者の体調確認・情報共有
(3)遠隔授業を受講する子どもの様子を確認
(4)一時退院時の教育支援方法についての確認</td></tr>
<tr><td>3)
退院準備期</td><td>復学準備期</td><td rowspan="2">必要に応じて退院調整や地域連携部門の看護師</td><td>(1)復学前の子どもと保護者のニーズ把握
(2)復学支援会議開催の調整、運営
(3)復学支援会議における支援：子どもと親の代弁や発言しやすい配慮、参加者への情報提示
(4)復学支援会議後の確認</td></tr>
<tr><td>4)
退院後・外来通院中</td><td>復学後</td><td>外来看護師</td><td>(1)復学後の学校生活における活動調整や情報開示について確認・助言
(2)退院後の自宅療養時の学習支援の確認
(3)復学後の学校生活についての確認・気持ちの受け止め・頑張りを労う
(4)外来通院治療と学校生活の両立を支援
(5)進級準備や進級後の状況確認
(6)進学準備や進学後の状況確認、進学先への情報開示についての相談
(7)病状悪化時の学校生活の調整</td></tr>
</table>

ありますが、それぞれの場で対応する看護師を想定しています。

以下に、表2-3-1で挙げた時期別の特徴と看護師が可能な復学に関する支援を記載していきます。

1）入院初期／入院中の教育方法決定・学籍異動の時期

⑴　入院中の教育方法の要望確認・選択肢の提示・相談

入院初期は、「入院中の教育方法を選択・決定する時期」として重要です。看護師は、入院予定期間を把握し、入院中の子どもの教育・学習機会を確保する大切さについて子ども・保護者と共通認識をもち、入院期間中の教育・学習方法についての要望を確認する必要があります。また、その病院に入院中に子どもが利用可能な教育方法について、医療者間で事前に共通認識した上で、子どもと保護者に選択肢を提示する必要があります。

入院初期は、子どもの体調や、子ども・保護者の精神面が不安定な場合も多くあり、看護師や他の医療職は当然ながら心身の治療・ケアを優先し、突然の発病・入院による戸惑いを受け止める必要があります[3),6)]。一方で、子どもや保護者は、入院によって学校にいけない不安[3),7)]も入院初期から抱いており、転学など教育関係の手続きには時間がかかるため、入院期間中に利用可能な教育方法について早期に選択肢を提示し、子ども・保護者が考える時間や、教員など学校関係者の準備時間を確保することが望ましいです。たとえ、子どもがすぐに学習に取り組める心身状態でなくても、医師による病状説明および入院予定期間の説明と同時に、入院中に利用可能な教育方法の選択肢を提示し相談する[2)]ことで、子どもと保護者にとって見通しをもてることにつながることでしょう。

近年では、入院前に在籍していた学校の遠隔授業を受けることが可能となってきているため、子どもと保護者が希望する場合は、入院による欠席連絡の際などに在籍していた学校に問い合わせるよう助言します。なお、「入院中に利用可能な教育方法」についての詳細は第２章第４節に記載しています。

⑵　入院前からの在籍校への連絡内容の確認、入院時調整会議の必要性の判断

看護師は、子どもが病気・入院により学校を欠席することについて、保護者が入院前からの在籍校にどのように連絡しているか、どのように連絡する予定であるか、あるいは伝え方について悩んでいないかを、確認しておく必要があります。一般的には、入院したこと、その理由、入院予定期間、学校にお願いしたいこと（オン

デマンド型配信授業を含む遠隔授業、学校便り、名簿や座席の確保への配慮など)、教職員間の情報共有、児童・生徒への伝え方などについて、連絡や相談を行うとよいです。しかし、入院直後には保護者の気持ちの整理がつかない場合や、先の見通しが持てない場合もありますので、必ずしもすべて一度に連絡する必要はなく、詳細は後日に伝えるという連絡を入れるだけでもよいといったことを助言するとよいでしょう。なお、入院中の学校との連携についての詳細は第２章第５節の「１．入院中における前籍校・入院前からの在籍校との連携」に記載しています。

また、学校側の反応などから、入院中に学校とスムーズに連絡がとれそうかについて、保護者に確認しておくとよいでしょう。高校生のように入院初期に学習方法と単位認定基準などについて話し合う必要がある場合や、後遺症が残るため復学までに学校で準備しておいてほしい設備がある場合などは、入院初期に子どもと保護者・医療者・学校の教員による調整会議を開催することも有効です。入院時に調整会議を行うシステムが確立していない病院では、看護師が子どもと保護者のニーズ把握・意向確認をしながら必要性を判断し、医療チームに働きかけるとよいでしょう。

⑶　入院中に利用可能な教育方法と手続きの説明者の紹介、決定、手続き

子どもと保護者が院内学級や訪問教育の利用に関心を示している場合は、決定する前に教員を紹介し、教員から詳しい説明を聞いたり、学級を見学する機会を設けたりしてもらうよう依頼します。

日本では二重学籍が認められておらず、子どもが院内学級（病弱・身体虚弱特別支援学級）や訪問教育を利用する場合は学籍の異動が必要となるため、入院初期は、前籍校から院内学級配置校や訪問教育実施校へ転学をする「学籍異動の時期」としても重要です。学籍異動の手続きは、保護者および教員が行うため、看護師は保護者を院内学級等の教員へ紹介し、手続き方法の詳細については教員から保護者へ説明してもらうよう依頼します。

なかには、転学して院内学級を利用しながら、前籍校の遠隔授業を部分的に受けるというように、両校から教育支援を受けられる場合もあります。このような教育支援は、学籍は院内学級を有する学校へ異動し、前籍校には学籍がありませんが、前籍校がいずれ戻ってくる生徒のために配慮をすることで可能となります。小学校低学年では両校からの教育支援は子どもにとって大きな負担になったり、遠隔授業に付いていけなかったり、遠隔授業自体が行われない場合もあります。小学校高学

年から中学生では、子どもに余裕があれば両校から教育支援を受ける可能性も視野に入れ、詳細を院内学級の教員や、前籍校の教員に確認するよう保護者へ助言するとよいでしょう。

(4)　入院中に受ける教育方法に応じた環境の整備

子どもと保護者が入院中に利用する教育方法を選択し必要な手続きをすることと併行して、看護師は実際に子どもが使用する病院内の学習環境について、院内の関係部署や関係職員とともに確認や調整をします。院内学級が設置されている病院では既に教室が確保されていますが、訪問教室や遠隔授業を利用する子どもが複数いる場合は、利用できる部屋やWi-Fi接続状況も限られる可能性があります。また、病気で入院している子どもが学習のために病室から別室に移動する場合には、安全確保・感染予防・治療が円滑に行われることに充分留意する必要があります。大部屋で訪問教育や遠隔授業、院内学級教員による個別授業が行われる場合は、授業を受ける子どもが落ち着いて取り組める配慮と同時に、音声など同部屋の他児への配慮をする必要もあります。

さらには、看護師は、子どもと保護者が選択した教育方法から、退院前の復学準備を進める上でどのような連携が必要・可能であるかを見据えておく必要があります。

2）入院治療中・一時退院時／入院中の教育維持期

(1)　学習のための時間・場所・安全・安心の継続的確保

この時期は、子どもと保護者が決定した方法で入院中の教育を継続して受けられるよう、子どもの体調管理、治療・関連ケアと学習時間の調整、学習スペースの確保や安全な移動、精神的安定などを支援する必要があります。

(2)　訪問する学習支援者の体調確認・情報共有

院内学級や訪問教育の教員、学習ボランティアなど、病院外の関係者が入院する子どもに直接かかわる場合は、それらの関係者の体調や感染徴候、その周囲での感染症の流行などについても把握しておく必要があります。さらに、直接子どもの学習支援を行う関係者が、子どもの体調や精神面に合わせた関わりができるよう、学習開始前に子どもの体調や精神面について主要な情報を看護師と共有しておくとよいでしょう。

⑶　遠隔授業を受講する子どもの様子を確認

子どもが遠隔授業を受ける場合は、教員・学校と看護師・病院の物理的距離に加え、教員は自身のクラスの対応、看護師は他の入院患者への対応があるため、各授業前後の情報共有は困難です。また、学校の教員にとっては教室で授業を受けている児童・生徒への対応で精一杯で、遠隔授業を受けている子どもの様子がわかりにくいこともあります。さらに、遠隔授業を受けている子どもが大部屋への配慮や自身の容姿を見られたくない等の理由から、カメラやマイクをオフにすることで、子どもと教員・クラスメイト間に実質的な双方向性がない場合もあります。子どもにとっては、教員やクラスメイトとの相互作用がないことや、授業のペースに付いていけないことで意欲が湧かない可能性もあります。一方、遠隔システムによりクラスの様子がわかって安心したり、休憩時間もクラスメイトと同時双方向性のコミュニケーションをとったりしている子どももいます[8)]。遠隔授業の利用により、子どもが入院前からの在籍校の教員や児童・生徒とどのような関係を維持しているのか、看護師が少しでも知っておくことは、退院前の復学準備を進める上での貴重な情報となります。

⑷　一時退院時の教育支援方法についての確認

一時退院の時期は、学籍を再び異動することはあまり現実的ではありません。しかし、一時退院時には、院内学級や訪問教育の教員、学習ボランティアの訪問による学習支援はほとんど受けられないのが現状です。例えば院内学級を利用している子どもが、一時退院中に訪問教育を利用するというような柔軟な対応は日本では難しい状況にあります。一時退院期間の学習方法として、自宅で前籍校や、学籍のある院内学級・訪問教育の設置校の遠隔授業を受けることが可能な場合があります。また、院内学級や訪問教育の教員が自習課題を提示したり、体調が許せば前籍校へ短時間登校したりする場合もあります。本格的な復学でなく一時的な登校の場合も、体調･安全管理はもちろん、３）に記載するような準備を念頭におく必要があります。

３）退院準備期／復学準備期

⑴　復学前の子どもと保護者のニーズ把握と支援の方向性

退院の目途がたち復学の準備をする時期は、院内学級・訪問教育を利用している場合は、前籍校や進学先へ復学するための学籍異動の準備も行われます。

学籍異動にかかわらず、退院・復学準備期に、看護師が子ども・保護者から把握

表2-3-2　退院準備期に子ども・保護者から把握しておくとよいこと

対象者	具体的内容
子どもと保護者双方からそれぞれ	・病気や治療についての理解・気持ち：子ども本人が理解していることや思っていること、子どもの理解や気持ちとして保護者が把握していること、保護者の理解や気持ち ・復学の進め方についての希望・イメージしていること ・学校生活行動についてのイメージ・予定・理解、心配なこと 登下校について：距離・時間、送迎の予定、荷物 教室・保健室・トイレ等の位置、校内での移動、荷物 授業への参加：1日何時間から参加するか、体育・水泳（体力面・清潔面・安全面・カテーテル等の管理面から）、調理実習、荷物 行事への参加や準備：研修旅行、卒業写真 等 給食：食事制限 当番、部活等への参加 ・学校や家庭での健康管理（内服、感染予防、体調不良時など）についての理解、実施できるか、思い ・学校生活での留意点についての理解・気持ち、医療者や学校側に調整を希望すること ・復学先の学校内で助けになる人、相談できる人がいるか ・復学先の学校関係者（教員、クラスメイト、同学年の生徒等）への病気・入院に関する説明の仕方：これまでの説明の仕方と相手の反応、これから復学前に説明しておきたい・説明しておいてほしいこと、復学後に説明したいこと、今後の説明については何を・誰から・誰に・いつ希望するか ・入院中の復学先の学校関係者（教員、友人）との連絡方法、内容、思い ・復学に関する親子の話し合い、親子の意見の相違とそれに対する思い
子どもから	・楽しみなこと：授業、行事、友人と会うこと　等 ・心配なこと：体調、外見（脱毛・短髪・帽子・ウィッグ、マスク、痩身、ムーンフェイス、浮腫、杖・装具など）、移動、通学方法、授業、友人や誰かに皆と違うことや以前と違うことについて何か言われる心配はあるか・もし言われたらどうするか ・学習・行事：得意なこと、苦手・心配なこと ・仲の良い友人 ・話しやすい・相談しやすい教員
保護者から	・子どもの病気・入院についての学校外への説明と相手の反応（近所、子どもの友人の保護者等） ・治療の副作用（脱毛など）についての理解や対応 ・家庭での生活習慣（食事、睡眠、清潔など） ・体調不良・怪我等への対応：学校、家庭 ・心配なこと ・きょうだいの様子：きょうだいの生活・心理面、入院している子どもの病気に対する理解・受け止めや健康管理に協力できる可能性　等

しておくとよいことを表2−3−2に記載しています。誰から（子どもと保護者双方から、子どもから、保護者から）、何を把握するのか意識することも大切です。

子ども・保護者から把握した内容のうち、医師など医療者から説明できることは説明してもらい、子ども・保護者が自身で対処できることを一緒に考えたり助言したりします。学校での体調管理や退院後の通院・治療（学校の早退や欠席等）、学校生活上で配慮してほしいこと・皆と違うこと、学校の児童・生徒への説明の仕方などについては、子どもと保護者の同意を得た上で、保護者・子ども・医療者・学校関係者の復学支援会議で情報共有したり話し合ったりすることが大切です。

⑵　復学支援会議開催の調整

復学支援会議への子どもの参加については、子どもの年齢や体調を考慮した参加時間の調整や、子どもの心理的準備を支援します。

復学支援会議で話し合う内容（議題）は、入院中の看護を担っていた看護師が把握した子どもと保護者のニーズをもとに、学校と相談・情報共有すべきことに集約します。復学支援会議開催の主な調整者は病院によって違いがありますが、議題の原案は子どもと保護者のニーズを最も把握している看護師が行うのがスムーズでしょう。子どもが復学する学校への連絡者は、病棟看護師、退院調整部門の看護師、あるいはMSW、院内学級の教員、保護者など様々です。復学する学校への連絡者は、学校側の心配や会議で話し合いたいことを事前に整理しておいてほしいことを伝えておくと、復学支援会議がスムーズになるでしょう。院内学級の教員が入院中の学習支援について前籍校と連絡をとっている場合は、復学支援会議の連絡も円滑になります。

⑶　復学支援会議における支援

復学支援会議では、退院後に子どもが学校生活を送る観点から、子どもの体調管理、治療による影響への対処などについて、学校の教員が理解できるよう、医師・看護師が説明します。また、入院中の子どもの学習状況・過ごし方・頑張っていたことを、院内学級の教員・看護師・CLSや保育士などが説明します。子ども・保護者にとっては、医療者が教員にわかるよう説明し、教員が理解・受け止めてくれることが安心につながります。

また、看護師が事前に把握した、子どもや保護者の「誰に、どこまで伝えたいか」という気持ちを参加者間で共有したり、復学先の教員が捉えているクラスメイトの理解度や特徴を聞いたりすることが大切です。医師･看護師などの医療者は、子ども･

保護者・教員が復学先の児童・生徒へ、病気や治療の副作用、日常生活で気を付けること・できること、クラスメイト・友人にお願いしたいことなどを、具体的に説明できるよう共に考え、意見を述べることが求められます[2)]。その際、言葉だけではなく図や写真等、児童生徒にもわかり易い資料の提供が望まれます[1),2)]。高校生は、医療者や保護者、教員と事前に相談しながらも、クラスメイトや友人には自分で説明できるよう[8)]に支援します。

⑷　復学支援会議後の確認

看護師は、調整会議の結果を受けて退院までの間にどのような準備が整ったか確認します。学校側で検討中のことなど、退院までに準備が整わないことは、外来看護師や地域連携部門の看護師等に引き継いだり、保護者に確認を依頼したりします。調整会議では、今後困った時のお互いの連絡方法等を確認しておくこともできます[2)]。

4）退院後・外来通院中／復学後

⑴　復学後の学校生活における活動調整や情報開示について確認・助言

看護師は、学校との調整会議後から退院までに準備が整わなかったこと・決定しなかったことについて、その後の状況を保護者が把握できているか確認します。特に、子どもの復学初日までに、クラスメイトへの説明や子どもの登校時間・登校方法の調整[1)]ができているか、確認できるとよいでしょう。これらは復学後の外来通院の際にも随時確認していくとよいでしょう。

⑵　退院後の自宅療養時の学習支援の確認

退院しても子どもの体調や感染症の流行によってすぐに登校せず、自宅療養を行う場合もあります。入院中に院内学級を利用した場合でも、退院と同時に学籍は入院前からの在籍校に戻っているので、自宅での遠隔授業や自習課題など、入院前からの在籍校による学習支援を受けられているか確認します。

⑶　復学後の学校生活についての確認・気持ちの受け止め・頑張りを労う

初日に学校でどのように迎えられたか、その後の登校状況、疲労感や満足感、困ったことがあったか、困った時にどのように対処したかなど、復学後の学校生活について外来受診時に確認します。学校に行けている場合は、頑張りや親のサポートを労います。そして、継続していくことで体力の向上や、学習面・人間関係の円滑化への希望がもてるよう関わります。一方、活動面などで無理をし過ぎて疲労が蓄積している場合はペースを落とすことも提案します。なお、学校で行う復学支援については、第２章第５節の「２．復学後の学校との連携」に記載しています。

⑷　外来通院治療と学校生活の両立を支援

外来通院は、入院治療後の経過観察だけでなく、抗がん薬やステロイド薬、インスリンなどの投与による治療が続くこともあります。薬剤の投与は、数日の短期入院や外来での点滴・注射、家庭や学校での内服や注射等の方法があります。抗がん薬やステロイド薬は、薬剤の投与自体の苦痛に加えて、脱毛・満月様顔貌などの外見の変化、倦怠感・気分不快などの副作用により、学校を欠席しがちになることもあります。また、通院が同一曜日になり、同一科目の授業の欠席が続くことで学習の到達度や意欲の低下、高校生では単位認定に影響することもあります。担当医師には事情を伝え、医師の人数や業務調整が可能であれば曜日や時間を変更できるとよいでしょう。病状や病院・医師によっては、なるべく学校に行けるよう、平日に薬剤の副作用のピークがこないように、週末の短期入院や服薬のタイミングの調整をしてくれる場合もあります[9)]。

がん治療では、一般に外来通院治療で用いる薬剤は入院治療時より副作用は軽度であるため、入院中の抗がん薬による脱毛の回復途上で、外来通院治療により再び脱毛し精神的ショックにより登校できない場合もあります[9)]。医療者は、外来通院治療における副作用についても事前に丁寧に説明し、子ども・保護者が心理的にも実際的にも対処ができるよう支援する必要があります。

⑸　進級準備や進級後の状況確認

学年が上がる（進級）と、クラスメイトや担任教員・学年主任、校長・教頭・養護教諭など学校内の人的環境や、教室の場所といった物理的環境の変化が生じやすいです。また、学年に応じた役割（例えば、通学班の班長、委員会など）をもち下級生の面倒をみることもあります。さらに、研修旅行や宿泊訓練など、学年特有の行事もあります。

そのような環境、役割、学校生活活動の変化があっても、体調や心理状態が安定しているか、学校生活に適応できているか、難しいところは交代の依頼や他者のサポートを得ることができているかなどについて、外来通院の機会に確認できるとよいでしょう。特に、進級が近い時期には、子どもと保護者が事前情報の獲得や予測的準備ができているかについても確認しておき、心配なことは学校や医師への早めの相談を促すとよいでしょう。また、新しい担任やクラスメイトにどこまで病気・

通院・活動調整等に関する説明をするかについても話題にし、必要性・意向・具体的方法等を尋ねることで、子どもと保護者が整理する手助けになることでしょう。

(6)　進学準備や進学後の状況確認、進学先への情報開示についての相談

小学校入学や、中学校・高等学校への進学を控えている時期には、進学先の教員に理解・配慮してもらうために、復学時に準じた説明や準備が必要になる場合があります。特に、エレベーターや多目的トイレなど特別な設備が必要な場合は、管轄の教育委員会や入学予定校へ早めに相談するとよいでしょう。一方、治療を終えて体調が安定しており、病気が過去の既往となりつつある場合や、入学時の体調や状態の予測がつかない場合は、進学先との事前相談や情報開示は不要かもしれませんし、入学後に担任や担当科目の教員など限られた人に限られた情報開示を検討してもよいでしょう。看護師は、子どもの進学を見据えて、病気に関する進学先への情報開示に関する、子どもと保護者の意向を確認し、医師やMSWなどと情報共有するとよいでしょう。

幼少時に発病した子どもは、自分の病気を十分理解していないため、進学後に自分で説明できない場合もあるので、成長・発達に応じた子どもの病気の理解や、必要時に説明したり周囲に支援を求めたりする対処力の獲得を支援していくことが大切です。

高校卒業以降の進学は、成人期であるため本書では記載していませんが、別資料「高校生活とがん治療の両立のための教育サポートブック」[8)]、「高校教育とがん治療の両立のために　長期療養中の高校生の希望に応える好事例集」[10)] の一部が参考になるでしょう。

なお、第２章第６節「進級・進学、受験時の配慮」には、入院中に進学する場合の留意点を記載しています。

(7)　病状悪化時の学校生活の調整

原疾患の悪化や治療後の合併症により、再び治療が必要になる場合もあります。体調の変化や治療状況に応じて、学校生活の調整を相談する必要があります。外来通院・治療を継続する場合、入院治療する場合、短期入院と外来通院を繰り返していく場合などがありますが、子ども・保護者が学校と相談するだけでは調整が困難な場合、病院・学校、および子ども・保護者間で復学支援会議を開催して調整を検討します。

３．看護師によるニーズ把握の方法

１）子どもと保護者からの直接的把握

⑴　子どもと保護者から口頭で聞く

子どもと保護者が同席している場面で聞けることと、子どもと保護者に対してそれぞれ個別に聞くことに留意しましょう。個別に聞くべき内容か否かについては、子どもの年齢、気持ち、病気の理解、親子関係などから判断しましょう。

口頭で聞いたことについて、随時日常の診療録や専用の記録用紙などに記録し、関係記録が蓄積され、看護師間や関係職種と情報共有されるような工夫が必要です。また、カンファレンスなどで情報共有した場合は、その記録も残しておく必要があります。入院中（入院初期、一時退院の時期を含む）の看護の中で随時、子どもと保護者の思いを聴く場合は、この方法になるでしょう。

⑵　子どもと保護者に書いてもらう

基本的には、子どもに書いてもらうことと、保護者に書いてもらうことを分けましょう。子どもが文字を書ける場合は子どもに書いてもらいましょう。子どもが書けないが気持ちを言える場合は、子どもの気持ちを保護者や看護師が聞き取って記録するとよいでしょう。

書いてもらう場合は、目的を明確にし、チーム内で検討して系統的に設問・記録用紙を作成する必要があります。この方法を用いる場合は、およその退院可能・復学可能時期が医師より示され、子ども・保護者・医療者間で目標を共有されやすい時期が適切でしょう。設問・記録用紙の具体例は、第２章第８節「復学支援会議の始め方、進め方」に掲載していますので、参照してください。

また、入院期間中の担当看護師（プライマリーナース）が中心となって、子どもと保護者へ記載の依頼・記載内容の確認・聞き取りによる代筆等を行うと一貫した関わりとなるでしょう。

２）関係職種からの情報による間接的把握

病気療養する子どもに関わる職種は看護師以外にも多岐にわたります。そのため、看護師は、関係職種を通じて情報を得て、復学に関する子どもと保護者のニーズを間接的に把握することも大切です。関係職種が把握可能な内容の例や、多職種間での情報共有については、以下の４、５を参照してください。

そして、看護師が把握したニーズと関係職種からの情報に矛盾がないことを確認する必要があります。重要なことについて矛盾があれば、再度子どもと保護者の真意を確認する必要があります。

子どもが復学する学校（前籍校あるいは入院前からの在籍校）からの情報は、看護師が直接入手することは困難であるのが現状ですが、院内学級の教員が入院中の学習支援について前籍校と連絡をとっている場合は、院内学級の教員を通じて把握することが可能なこともあります。

4．看護師以外の職種による復学に関するニーズ把握と支援

院内学級・訪問教育の教員や、医師など主な関係職種のほか、状況により理学療法士・作業療法士などのリハビリテーションの専門職、MSW、臨床心理士・公認心理師、CLSや保育士、栄養士、薬剤師などの職種が、それぞれの業務において子ども・保護者に関わって把握する内容には、復学に関するニーズが含まれています（表2−3−3）。

子どもが復学する学校（前籍校あるいは入院前からの在籍校）は、子どもの入院中の関わりは、保護者からの電話連絡、子どもの遠隔授業への参加、許可がある場合の面会などに限られます。しかし、入院している子どものクラスメイトや、学校の教職員の反応、同じ学校に在籍しているきょうだいの様子、学校での授業の進捗状況や行事予定など、教員だからこそ把握している重要な情報があります。

入院中から退院後の外来診療まで継続的に子ども・保護者に関わるのは主治医であり、子どもの体調・病状を最も理解しているため、退院後の学校生活についての経過把握が定期的な外来診療の中でおこなわれることもあります。診療録を通じて情報共有し、特に心配な場合は、医療者間でのカンファレンスや、病院・学校間の復学後の支援会議の開催を検討します。

表2-3-3　看護師以外の職種が把握可能な復学に関する内容

職種	把握可能な復学に関する内容（例）
院内学級・訪問教育の教員	・入院中の子どもの学習についての習慣・進捗や能力・意欲・得意なこと・苦手なこと ・受験生の場合は希望する進路 ・入院中の他の子どもとの関わり方 ・復学予定の学校や復学後の学校生活についての思い ・復学予定の学校の教員および児童・生徒との関係性や連絡状況 ・学籍異動の手続きの予定・進捗
医師	・退院可能な時期 ・退院後の治療や処方 ・症状出現時・体調悪化時の対応方法 ・退院後の通院予定（頻度等） ・病状・治療上で退院後に必要な療養行動・生活の留意点 ・病状および合併症（複数の診療科の診断を統合した情報） ・子どもと保護者の健康管理能力 ・病気・治療に対する子どもと保護者の理解や思い ・（必要に応じて）医療給付・障害者手帳等の申請、社会資源の活用等に関する希望および手続きの予定・進捗
リハビリテーションの専門職（理学療法士・作業療法士など）	・退院後・復学後の生活に必要な体力や機能の獲得状況、それらに関する意欲や思い ・（必要に応じて）日常生活用具の作成・発注・貸与・給付の手続き
MSW	・学籍異動の手続きの予定・進捗 ・（必要に応じて）日常生活用具の作成・発注・貸与・給付の手続き ・（必要に応じて）医療給付・障害者手帳等の申請、社会資源の活用等に関する希望および手続きの予定・進捗 ・復学時や退院後に利用希望の社会資源・地域のサービス
臨床心理士・公認心理師	・入院・治療や復学・学校生活についての思い ・対人関係についての思い ・発達検査・発達特性のアセスメント（得意なことや苦手なこと）に基づく学校生活への適応力や必要な支援の予測 ・心理面の生活への影響（睡眠など） ・ストレス対処方略 ・保護者の思い、親子関係
CLSや病院の保育士	・入院・治療や復学・学校生活についての思い ・対人関係についての思い ・入院中の他の子どもとの関わり方 ・気分転換活動 ・ストレス対処方略 ・得意・好きなこと、苦手なこと ・保護者の思い、親子関係

栄養士	・退院後の食事について制限や留意点がある場合の具体的な対応策・子どもと保護者の理解・対応力
薬剤師	・退院後の学校や家庭における薬剤の服用と管理に関する子どもと保護者の理解・対応力・思い
子どもが復学する学校（前籍校あるいは入院前からの在籍校）の教員	・子どもの入院・欠席・復学予定に関するクラスメイトの反応や、教員の受け止め ・子どもの入院中の様子（遠隔授業や面会で関わりがある場合） ・復学についての子ども・保護者の思い ・きょうだいの様子や、きょうだいのクラスメイトの反応や説明ニーズ（きょうだいが復学する子どもと同じ学校に在籍している場合） ・学校での授業の進捗状況や行事予定 ・復学に関する学校側の準備状況・体制

5．子ども・保護者のニーズに関する看護チームおよび多職種間での情報共有

各職種が子どもと保護者に関わった際の記録や、定期・不定期のカンファレンス、職種間の日々の口頭連絡・打ち合わせなどの方法があります。ただし、院内学級・訪問教育の教員は、病院職員ではないため、診療録（カルテ）に記録をしないので、診療録以外の専用の情報共有記録や、定期的なカンファレンスとその記録があるとよいでしょう。

また、学校関係者も含む多職種で検討するべきことについても整理し、復学支援会議の開催を調整します。その会議に参加する専門職は、議題について子ども・保護者の心情を含めて密な情報共有をしておく必要があります。

引用文献

1）スクリエ- school reentry -復学支援プロジェクト．支援ツールのご紹介：「子どもが入院した時に、保護者の方々に知ってもらいたいこと」「子どもが入院した時、退院する時に学校の先生にお願いしたいこと」「おともだちをよく知ってもらうために」
https://school-reentry.com/（2024年1月29日閲覧）

2）岐阜県教員委員会. 長期入院児童生徒のための復学支援マニュアル（2019年4月11日更新）
https://www.pref.gifu.lg.jp/site/edu/19523.html（2024年1月29日閲覧）

3）後藤清香、塩飽仁（2019）小児がん患者の復学支援に関する文献検討、北日本看護学会誌、21（2）、53-63.

4）森口清美、大見サキエ（2017）長期入院を経験した慢性疾患がある子どもへの復学支援に関する文献検討、岐阜聖徳学園大学看護学研究誌、2、pp.45-55.

5）Iwai, N., Shimada, A., et al（他4名）（2017）Childhood cancer survivors: Anxieties felt after treatment and the need for continued support. Pediatric International. 59（11）, 1140-1150, https://doi.org/10.1111/ped.13390

6）庄司靖枝（2014）小児がんの子どもの学校の転籍に関わった母親の体験や思いの調査、小児がん看護、９（１）、29-37.

7）宮城島恭子、大見サキエ、他１名（2017）小児がん経験者が病気をもつ自分と向き合うプロセス －思春期から成人期にかけて病気を自身の生活と心理面に引き受けていくことに着目して－、日本看護研究学会雑誌、40（５）、pp. 747-757.

8）土屋雅子 編（2022）高校生活とがん治療の両立のための教育サポートブック、厚生労働科学研究費補助金（がん対策推進総合研究事業）「AYA世代がん患者に対する精神心理的支援プログラムおよび高校教育の提供方法の開発と実用化に関する研究」（研究代表者　堀部敬三）
https://sites.google.com/nnh.go.jp/aya-shien#h.oin６y７ijai83（2023年12月20日閲覧）

9）Miyagishima, K., Ichie, K., et al（他２名）（2023）The process of becoming independent while balancing health management and social life in adolescent and young adult childhood cancer survivors. *Japan Journal of Nursing Science*. e12527.
https://doi.org/ 10.1111/jjns.12527

10）堀部敬三、小澤美和、他４名（2022）高校教育とがん治療の両立のために　長期療養中の高校生の希望に応える好事例集、厚生労働科学研究費補助金（がん対策推進総合研究事業）「AYA世代がん患者に対する精神心理的支援プログラムおよび高校教育の提供方法の開発と実用化に関する研究」（研究代表者　堀部敬三）
https://sites.google.com/nnh.go.jp/aya-shien#h.oin６y７ijai83（2023年12月20日閲覧）

第4節　入院中に利用可能な教育方法

1．入院中に利用可能な教育形態の概要

子どもの入院中の教育の場として、院内学級や訪問教育、病院に隣接する特別支援学校への通学があります。「院内学級」は、正式に定義された用語ではなく、入院中の子どもに対して行われている教育のうち病院内に設置された教育の場のこと[1)]であり、病院近隣にある小・中学校を本校とする病弱・身体虚弱特別支援学級や、特別支援学校（病弱）の分校・分教室の場合があります。「訪問教育」は、特別支援学校による教育形態の1つ[1)]であり、入院中の子どもの病室での訪問指導のほか、在宅療養中の子どもへの自宅での訪問指導もあります。訪問指導は病弱以外の特別支援学校が行う場合もあります。

図2-4-1に入院中の教育の場の概要を示します。

これらの教育の場を利用するためには、入院前に在籍していた学校（前籍校）から、これらの教育を提供する学校への転学が必要です。つまり、院内学級として病弱・身体虚弱特別支援学級を有する小・中学校や特別支援学校への転校、訪問教育を実

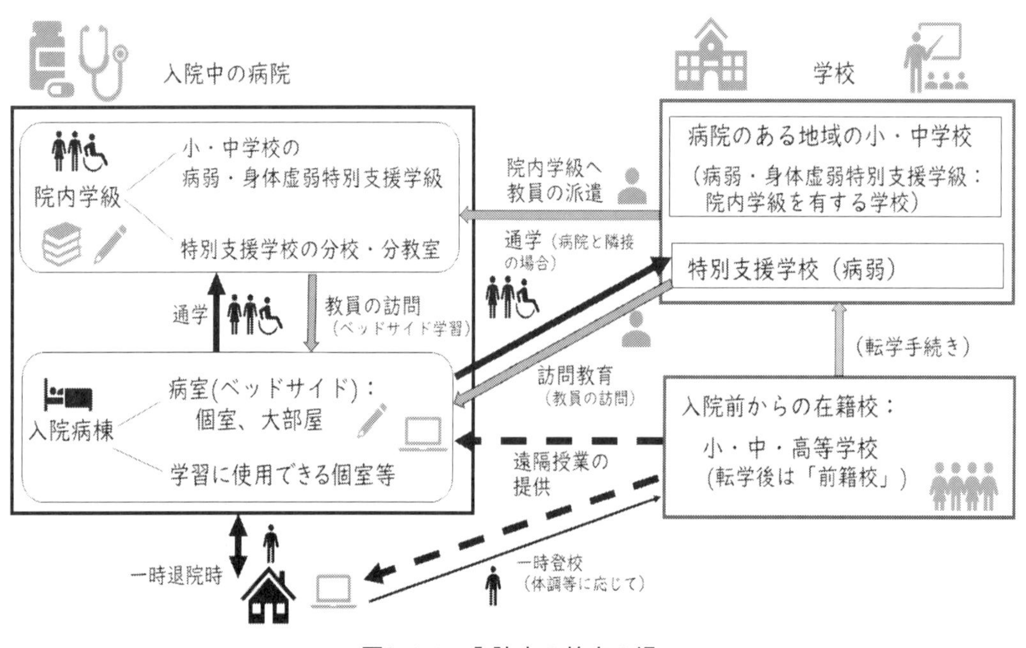

図2-4-1　入院中の教育の場

施する特別支援学校への転校が必要となります。その場合、公立の小・中学校では、退院時に再度転学手続きをして復学します。ただし、私立の学校の場合は、転学することで退学扱いになりますので、転学する前に在籍している学校と、退院後の復学が可能であるか、その際の入学金や編入試験、在籍していない間の授業料等について、よく相談することが必要です[2)]。なお、2022年現在、特別支援学級は、小・中学校のみに設置され、高等学校には設置されていないため、高校生向けの院内学級は特別支援学校（病弱）高等部の分校・分教室となります。

院内学級や訪問教育を利用するための転学にあたっては、児童・生徒と保護者、教員・学校、教育委員会で書類上の手続きが行われるため、ある程度の日数を要しますが、教員の派遣が保証され、出席日数が確保されます。また、院内学級の利用や特別支援学校（病弱）への通学をする場合は、入院している他の児童・生徒とともに学習したり交流したりする機会が得られます。

院内学級や訪問教育以外の入院中の学習支援の機会としては、転学の有無にかかわらず入院前に在籍していた学校による学習教材の提供や学習進捗の連絡、採点などの間接的な支援の実施や、院内学級や訪問教育の担当教員が前籍校と連絡を取り合って支援を行う場合があります[1)]。具体的内容は、第２章第５節を参照してください。

近年は、転学せずに、入院前に在籍していた学校の遠隔授業やオンデマンド型授業配信等を受けることが可能な学校も増えています[1), 3)]ので、詳細は第１章第１節、第２章第７節、第３章第３節を参照してください。文部科学省からの通知により、小・中学校等における病気療養児に対して、平成30（2018）年には同時双方向型授業配信を行った場合について、令和５（2023）年にはオンデマンド型授業配信を含むICT等を活用した学習活動を行った場合についても、校長の判断により指導要録上の出席扱いにすることが可能となりました[4)]。高等学校等における病気療養中等の生徒に対しては、令和２（2020）年にメディアを利用して行う授業の単位修得数等の上限が緩和され、令和５（2023）年には高等学校が認めた場合はメディアを利用して行う授業がオンデマンド型授業配信の実施も可能と周知されました[4)]。特に、義務教育でなく、単位認定制である高等学校の場合、入院中に転学せずに学習を継続でき入院前からの在籍校の単位認定につながることはとても重要です。また、特別支援学校が病院所在地域のセンター的役割を担い、生徒や保護者の教育相談に応じたり、短期の巡回指導（訪問授業）を行ったり、在籍していた学校と生徒間の調整を行ったりする取り組みも報告されています[1), 3), 5)]。なお、なかには、転学して院内学級を利用しながら、前籍校の遠隔授業を部分的に受けるというように、両校から教育支援を受けている場合もあります。

上記のような教育支援を補うものとして、学習支援ボランティアが活動している病院もありますが、出席日数への反映は行われませんし、ほとんどの場合学校との連携も行われません。地域によってはNPO法人が学校など関係機関との連携をサポートしている場合もあります。

以下に、入院中の子どもの教育に関する支援について、具体的に記載します。

2．院内学級の利用や特別支援学校（病弱）への通学

1）利用による利点

院内学級への通級や、病院に隣接する特別支援学校への通学をする利点としては、①学習・教育活動の機会、学習習慣の確保、②児童・生徒間の交流の機会、③担当教員と前籍校や病院との連携による入院中の教育支援および退院時の復学支援、④進級・進学を含む教育面の相談の機会、⑤出席日数の確保、⑥病室外・病棟外に出る気分転換の機会、⑦ ①～⑥に伴う安心や精神的支え、⑧時間を意識した行動や生活リズムづくりの機会、などが挙げられます。

出席日数の確保は、前述したように入院前に在籍していた学校の遠隔授業に参加することによっても可能ですが、自治体によっては遠隔授業の対象学年が限定され、小学校低学年は対象外とされる場合もあるので注意が必要です。入院中の児童・生徒間の交流の機会は、病棟内では体調や感染管理の面から制限されることも多いですが、院内学級や特別支援学校（病弱）へ通級･通学できる児童･生徒同士は、通級･通学時間、通常の授業中、実験、共同の制作・音楽・調理等の活動、休憩時間などで交流の機会があります。そのような交流の機会を通じて、孤立感の軽減、仲間意識、仲の良い友人関係の構築につながることもあります。また、病室や病棟以外の場所へ移動したり、学習や共同活動をしたりすることで、気分転換や楽しみにもなります。さらに、学習の場や時間が設定されることで、治療中心あるいは単調な入院生活の中に、生活リズムや時間のメリハリをつけることが可能となります。教育活動の内容は、座学中心になるのは止むを得ないですが、図工や美術、音楽、家庭科、技術、理科の実験や小さな植物の栽培などが組み込まれることもあり、特別支援学校に通学する場合は、体調が許せば体育として軽い運動を行うことが可能な場合も

あります。

病弱・身体虚弱特別支援学級や特別支援学校の担当教員は、病棟の看護師や医師と日頃から連絡を取り合って、入院中に院内学級や特別支援学校（病弱）へ通級・通学をする子どもの体調や心理状態を確認・配慮しながら、日々の学習等の活動を支援しています。また、前籍校の学習進度や使用教科書・教材を確認しながら学習支援を進めます。さらに、退院や前籍校への復学時期が近くなってきたら、病弱・身体虚弱特別支援学級や特別支援学校の担当教員、前籍校教員、看護師や医師が連携して、子どもが円滑に復学できるようサポートします。つまり、入院中に転学して院内学級や特別支援学校（病弱）へ通級・通学をしている場合、学校と病院が連携した復学支援において、病弱・身体虚弱特別支援学級や特別支援学校の担当教員が関わります。進級や進学における教育面の相談については、前籍校の教員が中心となりますが、これらの教員も応じています。このように、院内学級等の教員は、入院する子どもやその保護者にとって、多様な側面の支援者となり得ます。一方、転学していない場合は、前籍校と病院が連携して、あるいは、センター的機能をもつ特別支援学校を含めて、復学に向けての支援が行われますが、その内容は学校や病院によって一様ではありません。なお、入院中の転学の有無にかかわらず、復学に向けた準備やサポートの具体的内容について、第２章第３節、第２章第５節、第２章第８節に記載していますので、参照してください。

2）個別対応

院内学級は、複数の子どもが同時に学べる教室が病院内に用意されていますが、体調や治療上の制限に合わせて病室で個別の学習支援も行われています。ただし、教員１名当たり複数の子どもを限られた時間で担当するため、教員による調整・裁量が可能な範囲で実施されています。隣接する特別支援学校に通学する場合も、病状により病室での個別支援を受けることも可能です。

院内学級に在籍する児童・生徒は、病気や体調はもちろん、学年や入院前の学校、使用教科書、学習進度が異なるため、同じ教室で学習する際にも教員は個別対応を行っています。

なお、学習指導要領において、特別支援学級、特別支援学校、通級による指導では、個別の指導計画の作成が義務づけられ、通常の学級に在籍する障害のある子ども等の各教科等の指導にあたっても、個別の指導計画の作成に努めることが示されています[6)]。

3）利用開始（転学）の手続き

院内学級が病院内に設置されていることや、特別支援学校が病院に隣接されていることについては、入院時に対象年齢の子どもとその保護者に、担当医や病棟師長・担当看護師から情報提供される場合が多いですが、MSWやCLSから情報提供される場合もあります。子ども・保護者が院内学級等の利用に関心があれば、担当教員を紹介します。転学（学校の籍を移して正式に入級）を決める前に、担当教員から説明を受け、教室を見学します。体験入学（授業体験）をすることが可能な場合もあります。小児がんなど長期間の治療を要する病気の場合、治療上の理由のほか、院内学級が設置されていることも病院選択の理由の１つになることもあります。

転学の手続きは、院内学級等の担当教員から説明を受け、在籍校を通じて、在籍校・転学先の学校の管轄の教育委員会へ書類を提出します。転学先が住所のある市町村外となる場合は、「区域外就学」[7), 8)]の手続きのため、家族の住民票も提出します。

特別支援学校への転学に抵抗がある保護者の方には、利点や前例を伝え、必要に応じて学籍異動の記録は学校の書類に残るのみであり、将来的な履歴書には義務教育の小学校や中学校については卒業しか記入しないので心配はないことを補足するとよいでしょう[2)]。

4）一時退院する場合や入退院を繰り返す場合の対応

入院中に院内学級への通級や特別支援学校（病弱）への通学をしている子どもが一時退院したり入退院を繰り返したりする場合は、その都度転学手続きはしないことが一般的です。入院時に、院内学級として病弱・身体虚弱特別支援学級を有する小・中学校や特別支援学校へ転学した場合は、一時退院中もその学校に学籍を置き、前籍校へ登校したり、自宅療養しながら院内学級等の学習教材に取り組んだりする場合があります。なかには、自宅で前籍校もしくは院内学級で実施されている授業を遠隔で受ける場合もあります。

5）転学手続きの留意点、転学をしない場合

退院し前籍校へ復学する場合、病弱・身体虚弱特別支援学級や特別支援学校から前籍校への転学手続きを行います。

院内学級等を利用している子どもの卒業が近くなった場合、前籍校の児童・生徒として卒業するために、学籍を前籍校へ戻します。卒業間近に入院となった場合は、入院前からの在籍校の児童・生徒として卒業するために、転学せず、学籍は入院前の在籍校のままとします。

進学を控えている場合、進学に必要な書類は入院前からの在籍校が作成するため、転学しない、あるいは学籍を前籍校に戻すことが一般的です（進学に関する詳細は、第２章第６節「進級・進学、受験時の配慮」を参照）。毎年５月１日に実施される学校基本調査時点で、院内学級の在籍児童・生徒数が０名の場合、院内学級が閉鎖され、教員の派遣がされないため、院内学級への転学手続きのタイミングも重要です。在籍している子どもがいない院内学級の場合、転学手続きが遅くなると教員の派遣が数週間遅くなり、学習支援を受ける時期も遅くなります。

転学手続きは院内学級等への入級時および復学時の２回必要であり、数日かかることから、短期入院の場合、これらの煩雑さを考慮して、転学しない場合が多いです。その場合、入院前に在籍していた学校による学習教材の提供や、センター的機能をもつ特別支援学校による教育相談やその一環としての巡回指導を受けることが可能な場合があります。

３．訪問教育の利用

特別支援学校から教員が派遣され、体調や治療上の制限を考慮しながら、病室等で個別の教育支援を行います。訪問教育では他の児童・生徒との交流や共同の活動、病棟外に出る気分転換の機会は得られませんが、そのほかは、院内学級や特別支援学校への通学の場合と同様の利点があります。また、一時退院の際や、退院直後の自宅療養中に、学校の教育体制や所在地域によっては、自宅へ訪問することが可能な場合もありますが、対象となり得るかどうか確認が必要です。

個別教育のため、体調や治療上の制限に合わせて訪問教育の時間を決定・変更する調整も行われます。

訪問指導を実施している特別支援学校から教員が派遣されるため、転学手続きの必要性や方法については、院内学級への通級や特別支援学校（病弱）への通学をする場合とほぼ同様です。また、卒業や進学間近に学籍を前籍校へ戻す場合や転学しない場合の対応についても、同様です。

4．学習支援ボランティアの利用

近年、多くの病院で学生や地域住民などのボランティアを受け入れており、様々な活動の１つに学習支援があります。学習支援ボランティアは、大学や専門学校等の学生、退職後の教員経験者などが担う場合が多いです。病院のボランティア部門への申し込み・登録は、個人で行う場合もありますが、大学のサークルや地域のNPO法人など団体として病院でのボランティア活動を申請した上で、病院側から支援依頼があった際に団体内で担当者を調整して支援する場合もあります。病院側としては、ボランティアから学習支援を受けたい子どもが複数いる場合は、個人登録のボランティアよりも安定した団体に依頼できると利便性が高いでしょう。病院と大学が同一の設置主体である大学病院では、大学生の学習支援ボランティアを確保しやすい利点があります。一方、問題点としては、試験期間など同一大学の学生の予定が重なる時期はボランティアを確保しにくいことや、サークルなどの団体の代表者・連絡先が卒業等で必ず交代する点があります。地域のNPO法人では、同一の代表者が中心となって一定期間活動し、組織としての安定性があり、大学生など新規のボランティア向けに研修を実施している団体もあります。一方、法人格を取得していない団体では、代表者が交代しても安定した活動を維持できるかどうかが課題となることがあります。

子どもが入院する病院でボランティアから学習支援を受けることが可能であるかどうかについては、入院病棟の看護師や医療クラーク、MSWや病院内の相談部署で確認・相談しましょう。病院案内冊子やホームページなどで確認できる病院もあります。

注

１　特別支援学級、特別支援学校における児童・生徒数、教員数の標準

【公立義務教育諸学校の学級編制及び教職員定数の標準に関する法律第３条第２項】[9),10)]

都道府県又は市町村の設置する小学校又は中学校の１学級の児童又は生徒の数の基準は、以下の表を標準として、都道府県の教育委員会が定める。

	小学校	中学校	特別支援学校　小学部・中学部
同学年の児童で編制する学級	35人	40人	
２学年の児童で編制する学級	16人	８人	
特別支援学級	**８人**	**８人**	**６人** **（重複障害をもつ児童・生徒の学級では３人）**

また、学級数に応じた教員配置数の標準は、１学級の場合、小学校では１名、中学校では４名であり、特別支援学校の小学部では２名、中学部では４名である。

２　区域外就学とは

【文部科学省ホームページ】[5)]

保護者が他の市町村の学校に就学させようとする場合、住所の存する市町村教育委員会との協議に基づき、他の市町村の教育委員会が受け入れを承諾した場合は、就学すべき学校を変更することが可能です（区域外就学。学校教育法施行令第９条）。

【学校教育法施行令第９条】[7)]

（区域外就学等）

第九条　児童生徒等をその住所の存する市町村の設置する小学校、中学校（併設型中学校を除く。）又は義務教育学校以外の小学校、中学校、義務教育学校又は中等教育学校に就学させようとする場合には、その保護者は、就学させようとする小学校、中学校、義務教育学校又は中等教育学校が市町村又は都道府県の設置するものであるときは当該市町村又は都道府県の教育委員会の、その他のものであるときは当該小学校、中学校、義務教育学校又は中等教育学校における就学を承諾する権限を有する者の承諾を証する書面を添え、その旨をその児童生徒等の住所の存する市町村の教育委員会に届け出なければならない。

２　市町村の教育委員会は、前項の承諾（当該市町村の設置する小学校、中学校（併設型中学校を除く。）又は義務教育学校への就学に係るものに限る。）を与えようとする場合には、あらかじめ、児童生徒等の住所の存する市町村の教育委員会に協議するものとする。

引用文献

１）国立特別支援教育総合研究所（2017）病気の子どもの教育支援ガイド、ジアース教育新社、pp.17-20.

２）独立行政法人 国立がん研究センターがん対策情報センター（2014）がん専門相談員のための小児がん就学の相談対応の手引き 第１版. pp.24-35（以後2015-2021一部更新）

https://ganjoho.jp/med_pro/consultation/education/index.html（2023年10月５日閲覧）
3）土屋雅子 編（2022）高校生活とがん治療の両立のための教育サポートブック、厚生労働科学研究費補助金（がん対策推進総合研究事業）「AYA世代がん患者に対する精神心理的支援プログラムおよび高校教育の提供方法の開発と実用化に関する研究」（研究代表者　堀部敬三）、https://sites.google.com/nnh.go.jp/aya-shien#h.oin６y７ijai83（2023年３月８日閲覧）
4）文部科学省. 特別支援教育について. １. 特別支援教育をめぐる制度改正.
https://www.mext.go.jp/a_menu/shotou/tokubetu/001.htm（2023年10月11日閲覧）
5）堀部敬三、小澤美和、他４名（2022）高校教育とがん治療の両立のために　長期療養中の高校生の希望に応える好事例集、厚生労働科学研究費補助金（がん対策推進総合研究事業）「AYA世代がん患者に対する精神心理的支援プログラムおよび高校教育の提供方法の開発と実用化に関する研究」（研究代表者　堀部敬三）
https://sites.google.com/nnh.go.jp/aya-shien#h.oin６y７ijai83（2023年３月８日閲覧）
6）文部科学省 初等中等教育局特別支援教育課（2021）障害のある子供の教育支援の手引　～子供たち一人一人の教育的ニーズを踏まえた学びの充実に向けて～（第１編・第２編）
https://www.mext.go.jp/a_menu/shotou/tokubetu/material/1340250_00001.htm（2023年10月５日閲覧）
7）学校教育法施行令（昭和28年政令第340号、平成25年政令第244号）. 第１章就学義務. 第９条.
https://elaws.e-gov.go.jp/document?lawid=328CO0000000340（2023年３月８日閲覧）
8）文部科学省 初等中等教育局初等中等教育企画課. 小・中学校への就学について. 就学事務Q&A ３. 就学すべき学校の指定の変更や区域外就学について.
https://www.mext.go.jp/a_menu/shotou/shugaku/detail/1388552.htm（2023年３月８日閲覧）
9）文部科学省. 特別支援教育について. ２. 特別支援教育の現状.
https://www.mext.go.jp/a_menu/shotou/tokubetu/002.htm（2023年３月８日閲覧）
10）公立義務教育諸学校の学級編制及び教職員定数の標準に関する法律（昭和33年法律第116号）.（学級編制の標準）第３条、（都道府県小中学校等教職員定数等の標準）第６条.
https://elaws.e-gov.go.jp/document?lawid=333AC0000000116（2023年３月８日閲覧）

第5節　療養中・療養後における復学する学校との連携

1．入院中における前籍校・入院前からの在籍校との連携

1）前籍校・入院前からの在籍校の教員との連携・つながり

(1)　保護者や子どもが直接、あるいはきょうだいを通じて

① 入院が決まった時

入院により学校を欠席する場合、さらに診断がついて長期欠席が決まった場合、つまり、入院時や入院初期に、通常は保護者が担任へ欠席理由や予定期間などを連絡します。また、長期入院などで院内学級や訪問教育を利用するために転学する場合もその旨を連絡し、入院前からの在籍校に書類の準備を依頼します。

また、転学する場合でも、前籍校の担任にいずれ復学するクラスの一員であることの意識をもってもらうよう、以下のお願いをするとよいです[1)]：①名簿に名前を入れておいてもらう（学級や学年など子どもたちの目に留まるところで使用するものだけでも)、②教室の掲示物はそのままにしてもらう、③机等の「席」を確保＝そのままにしてもらう、④学級便りなどにまぜてもらう/届けてもらう、⑤学校の行事には可能な範囲で参加できるようにしてもらうなど、してもらいたいことを子どもや保護者からお願いするとよいでしょう。

高校生の場合は、転学が難しい場合が多いため、入院初期に、学習方法と単位認定基準などについて、学校としっかり連絡をとっておくことが重要です。時には、入院前からの在籍校の教員、主治医や担当看護師を交えて、入院時調整会議を開催して、治療スケジュールと復学の予定時期、治療中の学習方法と単位認定基準などについて十分に話し合いや確認をしておく必要があります。入院初期に調整会議を開催する場合、保護者が学校側の予定を確認し、医療者に伝える場合もあります。

さらに、担任教員とは、子どもの状況を学年主任・学校の管理職（校長・教頭)・養護教諭へ伝えてもらうよう依頼したり、クラスメイトへどのように説明するかについて希望を伝え相談したりします。そして、入院中に定期的に学校と連絡を取りたいことを伝え、連絡手段を確認しておくとよいでしょう。

きょうだいが入院する子どもと同じ学校に在籍している場合、入院する子どもの病気や入院について学校に伝える際に、きょうだいの担任にも一緒に知ってもらう

などの配慮が必要です[1]。きょうだいには、入院する子どもの病気などについて、学校で聞かれたり言われたりしたらどう答えればよいか、といったシミュレーションを事前に行うことは不安軽減のために大切です[1]。

② 入院中

入院中は、転学の有無にかかわらず、入院前からの在籍校の担任からクラスメイトの寄せ書きや、学習関係の教材や配布物などが届けられることがあります[2), 3)]。特に、転学せずに、入院前からの在籍校の授業を遠隔で受ける場合は、随時学習について学校と連絡を取り合ったり、課題を提出したりします。なかには、休憩時間も遠隔システムを利用し、入院前からの在籍校の児童・生徒とコミュニケーションを取れる場合もあります。また、保護者や子どもが学校・学級の様子を知りたいという希望を伝えた場合には、学校・学年・学級便りなどを届けてくれるでしょう。届ける方法は、一定期間分まとめて自宅のポストへ入れる、入院している子どものきょうだいが同じ学校に在籍していればきょうだいを通じて渡す、郵送するなどがあります。病院での面会が許可されている場合は、入院前からの在籍校の担任が面会に来ることもあるかもしれません。また、復学するまでに学校で準備してもらいたいことが入院中にわかった時点で、保護者から伝えておくとよいでしょう。

なお、きょうだいは複雑な気持ちを抱えています。保護者が入院する子どもにかかりきりになってしまう寂しさなど、家族のあり方が変化することによるストレスが、行動面や身体症状に現れることが少なくなく、「大丈夫」を繰り返したり過活動になったりすることもあります[1]。入院する子どもへの学校からの届け物を預けることが負担になっていないか確認する必要があります。一方、届け物を預けることが自分にもできることがあるといった肯定的な気持ちを持てる場合もあります。また、届け物を預けることを通じて教員がきょうだいの様子に気付いたり気持ちを聴いたりする機会にもなります。いずれにしても、きょうだいを単に入院する子どもへのつなぎ役として捉えるのでなく、きょうだいの様子を気に掛けることが大切です。

③ 一時退院時

長期間の入院治療を要する場合、短期の一時退院をすることがあり、平日に短時間、入院前からの在籍校に登校する子どももいます。その場合、保護者が事前に学校へ連絡し、体調管理や感染予防に十分留意し、保護者による送迎や負荷のない活動の選択などをします。院内学級や訪問教育を利用するために転学している児童・

生徒の前籍校への転学手続きは、卒業や進学間近の場合を除き通常は、このような一時退院・一時登校のタイミングではなく、本格的な退院・復学のタイミングとする場合が多いです。

④ 退院・復学前

退院や復学時期が近づいたら、保護者や院内学級等の担当教員からその旨を入院前からの在籍校へ連絡します。復学に際しての体調管理・感染予防、心身の負荷の少ない活動や登下校方法、児童・生徒への説明方法・内容などについて、あらかじめ復学先である入院前からの在籍校（前籍校）と調整を行う必要があります。また、医療関係者や、院内学級等の担当教員など複数機関の関係者とともに調整会議を行う場合もあります。復学前の事前の学校との調整に関する具体的な内容を、本書の著者ら作成の支援ツール[4)]「子どもが入院した時に保護者の方々に知っておいてもらいたいこと」「子どもが入院した時､退院する時に学校の先生にお願いしたいこと」「おともだちをよく知ってもらうために」を参考に、表2-5-1に挙げます。また、きょうだいについては「がん専門相談員のための小児がん就学の相談対応の手引き」[1)]や教員への調査研究[3)]を参考にしています。関連する内容は､第1章第2節、第2章第3節、第2章第8節にも記載していますので参照してください。

⑤ 進級や進学の時

入院中に学年が上がり進級する場合は、それまで主に連絡や相談に応じていた担任や学年主任が代わることや、クラス替えが多々あります。年度末には、それらの教員のほか、養護教諭、学校長や教頭が異動・退職する場合もあります。そのため、年度内のうちに、新年度に主に連絡のとれる教員を確認しておく必要があり、可能な限り前年度から入院する子どもの状況をある程度知っている教員や養護教諭を担当にしてもらうとよいでしょう。特に、院内学級や訪問教育の利用のために転学し、学籍が入院前からの在籍校と変わっている場合は、新年度の学籍が前籍校にないため、入院中や復学時の支援・配慮を受けるために、新年度になっても円滑に連絡がとれる体制を前年度から確立しておくことが重要です。

卒業や進学を控えている場合は、卒業・進学に必要な書類を作成してもらう必要があるため、学籍を入院前からの在籍校に置き、十分に連絡をとることが重要です。

進級・進学に関する詳細は、第2章第6節「進級・進学、受験時の配慮」を参照してください。

表2-5-1　復学前の学校との調整内容

	具体的内容
子どもの病気や治療のこと	復学時の体調や症状、今後の治療予定と起こり得る副作用、今後の通院予定と早退・遅刻や欠席予定、学校での薬剤使用や方法・場所、体調不良時の対応、カテーテルやシャントなどの挿入状況や生活上の留意点、杖や装具・補助具の使用、帽子やウイッグの装着、医療用器具の使用、体力
復学の進め方	短時間登校、慣らし登校、登下校の方法（保護者による送迎の有無、送迎する場合は予定期間）
学校生活での留意点	体育や運動制限、行事への参加、部活への参加、感染予防、感染性疾患の流行時の対応、掃除や動物との接触の制限、紫外線対策、給食と食事制限、階段や校内外での移動方法、高温や寒冷への対策、医療用器具使用時・持ち込み時の留意点
設備のこと	階段、エレベーター、スロープ、手すり、トイレ、教室の場所
復学先の学校内で助けになる人、相談できる人	担任、学年主任、養護教諭、特別支援教育コーディネーターの教諭、教頭、学校長など 入院前から仲の良い友人、きょうだい ※教員も友人も支援者が1名のみでなく複数名いるとよい
復学先の学校関係者への説明の仕方（入院時から現在までに説明済の内容、復学前に追加説明が必要なことを整理）	教員間での情報共有内容や方法 クラスメイト・同学年・同部活の児童・生徒への説明の仕方、小規模校で全校生徒と接点があれば全校生徒への説明の仕方、必要時（幼稚園・こども園・保育園への復園や、小学校低学年の場合など）保護者への説明の仕方
きょうだいのこと（同じ学校に在籍しているきょうだいがいる場合）	きょうだいの様子：行動面、対人関係、体調、生活習慣、学習面などの様子、病気の理解や受け止め方、心配なこと 例）寂しそうな様子、体調不良の訴え、反抗的な態度、暴言や暴力、学校に行きたがらない、わがままや周囲の大人への甘え、友人関係のトラブルや変化、学校等で叱責を受けたこと、急に元気になり活動的過ぎる、「大丈夫」を繰り返す、提出物の遅れ・未提出、眠そうな様子、食欲、その他ストレスが蓄積している様子 きょうだいのクラスメイトへの説明について：きょうだいのクラスメイトの反応、きょうだいの担任の考えや担任との調整、説明するか否か、説明する場合の内容や時期

(2)　院内学級や訪問教育の担当教員を通じて

院内学級や訪問教育の利用開始にあたって、担当の病弱・身体虚弱特別支援学級や特別支援学校の教員から、入院前からの在籍校（前籍校）へ、転学の手続きや、使用教科書・学習教材等について連絡や問い合わせをします。入院中も継続して前籍校と連絡をとり、学習進度や教材を確認し、適宜、入院中の子ども用の教材や学校のスケジュール・学年だよりなどを前籍校から、あるいは保護者を通じて取り寄せて、学習支援を進めます。そのような前籍校との連絡の際に、前籍校の担任にクラスの一員であることの意識をもってもらうよう、前述したような名簿や座席の配慮など、入院中に学校側へお願いしたいことを伝えることも可能でしょう。また、前籍校へ、入院中の子どもとクラスメイトとのつながりを維持できるよう、手紙等の送付を依頼したり、進級の際は所属学級を決めてもらうよう依頼したりする場合もあります。

退院や復学時期が近づいたら、病弱・身体虚弱特別支援学級や特別支援学校の担当教員は前籍校へ連絡し、転学の手続き、入院中の学習の進捗状況や体調に応じた工夫、子どもの性格・特性や得意なこと、復学後の留意点などについて引き継ぎをします。医療関係者や保護者・子どもを交えた調整会議が開催される場合は、入院中の様子や復学後の留意点について会議で共有します。また、調整会議に先立ち、院内学級等の担当教員が前籍校の予定を確認したり、前籍校が確認したいことを事前に整理しておいてもらうよう伝えたりするなど、前籍校と病院との間で一部調整的役割を担うこともあります。復学前の調整会議では、表2−5−1のような内容について、前籍校が質問や対応を準備したり、確認したりできるよう、事前に連携がとれるとよいでしょう。

卒業や進学準備のため前籍校へ学籍を戻す場合も、病弱・身体虚弱特別支援学級や特別支援学校の担当教員は、前籍校と連携します。転学の手続きや、入院中の学習状況についての引き継ぎのほか、病状を踏まえ、子どもや保護者、病院関係者とともに受験時の配慮や卒業式への出席方法等について相談します。

⑶　病院スタッフを通じて

病院スタッフが前籍校や入院前からの在籍校へ直接的に連絡することはあまり多くありませんが、MSWや看護師が、入院初期や退院・復学前に入院前からの在籍校を交えた調整会議の準備を担う場合は、開催の連絡・出席依頼・日程調整のために連絡することがあります。入院時調整会議を開催する場合は、入院した子どもが院内学級等の利用のために転学する場合でも、前籍校の担任にクラスの一員であることの意識をもってもらうよう、入院中に学校側へお願いしたいことを、病院側からもお願いするとよいでしょう[1)]。

入院初期には、MSWが入院中の教育支援に関する国・県・市町村および病院内の制度や資源について、入院前からの在籍校へ説明したり[5)]、院内学級や地域のセンター的役割を担う近隣の特別支援学校へ連絡したりして、入院する子どもの教育支援体制構築の調整役を担う場合があります。特に、利用できる院内学級が極めて少ない高校生の場合、入院前からの在籍校との初期の連携は、保護者や子ども自身以外には、病院スタッフが担う必要があります。

退院・復学前の調整会議では表2−5−1のような内容のうち、医師は子どもの病気・治療や、退院後・登校時の健康管理等について、看護師は子どもの入院生活における様子や、子どもや保護者の気持ち、退院後・学校生活での留意点等について、入院前からの在籍校の教員へ伝えます。また、MSWやCLS、臨床心理士・公認心理師が子どもや保護者の様子や気持ち、病院との連携方法について補足する場合もあります。

子どもが参加を希望する学校行事や、高校生では単位認定や進級に必要な試験・授業に参加できるよう、医療者側が可能であれば治療スケジュールや退院後の通院日程、入院中の外出許可などの調整をする場合もあります。そのためには、医療者は学校の予定を子どもや保護者、入院前からの在籍校との調整会議などを通じて把握しておく必要があります。また、病気のために学校生活において、運動や食事などで具体的な制限がある場合、医師が「学校生活指導管理表」[6)]を記載し、保護者や子どもを通じて学校へ提出します。受験時に配慮が必要な場合は、医師が診断書を記載します。病院内で入学試験を受ける場合は、子ども・保護者、在籍校や院内学級等の教員および受験校の教員とともに、事前に対応を検討します。具体的内容は、第２章第６節「進級・進学、受験時の配慮」を参照してください。

2）前籍校・入院前からの在籍校の友人とのつながり

(1)　入院している子どもが直接

入院する子どもが携帯電話を所持している場合、SNSやメールなどで入院前からの友人と個人やグループで連絡をとり合うことがあります。近況や身近な話題のほか、好きな音楽・ゲーム・漫画など趣味の話題を共有することで、つながりを実感したり、気分転換になったりします。また、入院している子どもが友人とインターネット回線を通じて共通のゲームを楽しむ場合もあります。

入院前からの在籍校のオンライン授業に参加する場合、入院している子どもがパソコンやタブレット画面を通じて、教員の声や黒板だけでなく、クラスメイトの様子を視聴できることもあります。入院している子どもの画像や声をクラスメイトも視聴できるような双方向性にすることも可能ですが、入院している子どもの体調や容姿の変化に配慮して、入院している子どもの画像や声はクラスメイトには視聴できないように設定することも可能です。

⑵　保護者やきょうだいを通じて

保護者やきょうだいを通じて、友人からの手紙やお見舞いの作品などが届けられることがあります。入院している子どもから友人への手紙などを保護者やきょうだいを通じて届ける場合もあるかもしれません。

ただし、きょうだいは複雑な気持ちを抱えています。入院・療養している子ども（きょうだい）の友人と接点をもつことで、入院・療養している子どものことを聞かれることが負担になる場合もあります。一方、入院・療養している子どもの友人とも以前から一緒に遊ぶなど良い関係性がある場合は、接点がもてることでほっとした気持ちになる可能性もあります。周りの子どもとの関係について、きょうだいがどのような気持ちをもっているか保護者や教員が気付いて頼み事の判断や、気持ちに沿う対応ができるとよいでしょう。

⑶　入院前からの在籍校（前籍校）の教員を通じて

入院前からの在籍校の担任からクラスメイトの寄せ書きや手紙、絵、写真、折り鶴などが届けられることがあります。入院している子どもからクラスメイトへの手紙やメールを入院前からの在籍校の担任を通じて送ることも可能です。

２．復学後の学校との連携

１）保護者と学校との連携

子ども達が安心して復学するためには、保護者と学校間の信頼関係が整った上で、実施されることが重要です。ある保護者は、「相談窓口が教頭先生に統一されていたので、安心だった」と語られていました。入院した時と同じ学年で復学する場合は、担任が相談窓口になると思いますが、学年をまたいで入院生活を送っていた場合は担任も変わるため、闘病生活の流れが分かっている管理職を相談窓口にするケースもあるようです。このように、復学に向けて保護者が学校へ連絡する際、誰に伝えればいいのか不安にならない配慮が必要です。また、保護者の方々は、子どもの病状や配慮に関して、学校へ伝えたいことがあっても、どのように切り出して良いのか分からない場合もあります。学校の先生方は保護者へ声をかけて、思いを聞いていくことが重要だと思います。

保護者の中には、言葉で上手く伝えられなかったり、言いたいことが多すぎて一度では伝えられなかったりする方もいます。復学する際に、学校へ伝えたい思いを文章にまとめられた保護者がいらっしゃいました。以下にプライバシーが分からないように、修正して示しました（表２−５−２）。保護者の思いを知る際の参考にしてください。

表2-5-2　学校への説明

１．親として、思うこと

「子どもには、普通に生きてほしい。」ただそれだけです。代わってあげることが出来ない私たちは、子どものやりたいことをさせて、食べたいものを食べさせて守ってあげること、支えてあげること、そばにいることしか出来ません。

先生方には、子どものことを理解していただき、一緒に守っていただけたらと願っています。また、出来ることなら〇年生のみんなにも理解してもらいたいです。そして、子どもの存在が学年みんなの経験として、記憶に残ってもらえたら、と思っています。

子どもは、〇年、〇月に急性リンパ性白血病になりました。〇年〇月に退院、現在、維持療法という治療を行っています。

維持療法を行わないと、再発リスクが高くなります。維持療法が終了して、５年間再発がなければ完全寛解となります。

現在退院していても、治療中です。

２．維持療法で使用している薬

例：メトトレキセート：毎週水曜日　寝る前　１回10錠　抗がん剤です。
副作用⇒肝機能障害・口内炎・吐き気・嘔吐・脱毛・食欲低下
ロイケリン：毎日　寝る前　0.63g　抗がん剤です。
副作用⇒胃腸障害・肝機能障害・脱毛
副作用に脱毛がありますが、またいつ抜けるかわからない状況です。

ダイフェン：月・水・金　朝晩１錠　肺炎予防の薬です。
フェキソフェナジン：毎日　朝晩１錠　アレルギーの薬です。

フロモックス：１日３回　１回１錠　歯が抜けた時　抗生物質です。
グリチロン：１日３回　１回１錠　肝機能が高い値の時　肝臓の薬です。

３．血液検査の結果と変化について

	白血球（好中球）	免疫力	ヘモグロビン	血小板	肝臓の値
退院前	〇	〇	〇	〇	〇
退院後	〇	〇	〇	〇	〇
風邪気味の時	〇	〇	〇	〇	〇

４．生活面で私たちが実行していること

①　自宅

手洗い・うがい・消毒

②　外出時

消毒を持ち歩き、外出先でこまめにしています

出血するけがを防ぐために、長ズボンをはかせています

混んでいるところには極力行きません

気にしていることは、感染です！

５．学校にお願いしたいこと

①　生活面・衛生面

・手洗い・うがい・消毒・マスク

・座席は、一番後ろが安心です。

⇒咳を浴びないので

・掃除当番は、ぞうきんを使わないものをさせていただきたいです。

⇒ぞうきんは、雑菌を多く肺炎のリスクが高まるため

・トイレは、清潔な場所を使わせていただきたいです。

⇒トイレは、うんちが流れていないことがあるようです。

感染予防のために、綺麗なトイレを使わせてください。

②　健康面

・お休みしている児童がいらっしゃったら、教えてください。

⇒インフルエンザ、水ぼうそう、はしか、おたふく風邪がクラス内で確認されると、ドクターストップがかかり、登校できません。

マイコプラズマがクラス内で確認されると、予防内服をしないといけません。

・保健室で休ませていただいている時、他に熱のお子さんがいたら、他の場所で休ませてください。

・子どもの熱が出た時は、すぐに連絡をしていただきたいです。

⇒病院へ、何時から熱が出はじめたか、報告をすることになっています。

・出血したときは、どの様な処置で、何分位で止血できたか教えていただきたいです。

③　勉強面

外来や投薬入院、検査入院があります。

勉強が遅れることを不安に思っています。

「取り残された」と思わないように、つながりを作っていただけたらと願っています。

④　病気の事を知ってほしい

・クラス・学年のお子さんには、息子の病気を知ってほしいです。

○免疫力が元気な人の１/３、１/４しかなく、体調を崩しやすいです。

⇒体力はもどりつつありますが、疲れやすいです（薬の副作用）

○風邪をひいたら、治るのに人の２～３倍の時間がかかります。

⇒免疫力が少ないため（薬の副作用）

○薬の影響で、骨がもろくなっているので、今は激しい運動は出来ません。

⇒少しずつ改善していきます。（入院中の薬の副作用）

○けがをすると治るまで、人の２～３倍の時間がかかります。
⇒免疫力が少なく、造血バランスが取れていないので、止血に時間がかかります。また傷口からの感染もあります。内出血も避けたいです。
〈感染予防とけがの予防が大切だと思っています。〉

⑤　先生との連絡
親は「何も連絡がないのは、大丈夫な証拠」と思うことが出来ません。学校に行っている間、「大丈夫かな？無理していないかな？」と心配しています。
先生からの連絡があるととても安心します。

子どものために一緒に考えていただけたらと願っています。よろしくお願いします。

保護者と学校間で、周囲の子ども達へ「病気の事を伝える方法」を話し合います。具体的には、「容姿の変化」「感染予防のこと」「骨密度低下、体力の低下」「遅刻・早退のこと」が挙げられます。スムーズな話し合いを行うためには、入院中から、担任と連絡を取り合って、話しやすい関係を作っておくことが大切です。「周囲の子どもたちへの伝え方」として、担任の先生から行う場合が多いですが、保護者が行うこともあります。そのためには「誰にどの情報を知らせたいか」を子どもと保護者に尋ねて、「どのような言葉で説明をするか」を子ども・保護者・医療者・教員と一緒に考える必要があります。

2）学校で行う復学支援

(1)　復学初日に実施すること

復学する子どもは、学校の友達に早く会いたい反面、長い間一緒に過ごせなかったり、容姿が変わったりした自分を友達は受け入れてくれるか、不安な気持ちを抱いて緊張しています。復学後の生活は、入院生活よりも大変だったと語った子どももいました。一方で、退院後初めて登校した時、クラスメイトが「おかえり」と言って迎えてくれ、クラスの中で自然に溶け込めるような配慮をしてもらって嬉しかったと語った子どももいます。例えば、靴箱から友達が立って手でアーチを作って教室まで迎えてくれたり、好きな科目を登校初日にあてて授業の参加を促したりしていました。またクラスで「おかえりなさいの会」を開催する場合もあります。このように復学初日は、「学校全体で復学に向けて体制を整え、子どもを待っていた」ことを子どもと保護者に感じてもらうと同時に、「このような学校だったら、復学しても大丈夫だ」と緊張を解いて安心してもらうことも重要です。

復学初日には、子どもと保護者、教員（管理職・養護教諭・担任）間で、今後の学校生活について、共通認識する必要があります。子どもが納得する方法で決めることが大切です。具体的な内容は、登校の時間帯（短時間から始める）や登校方法（車での送迎）、給食時間（別室で食べる）の過ごし方、体育の見学、服装などです。疾患によっては、初めから全ての授業に出席できない場合があります。短時間の出席から始めると体力の消耗を最小限にできるからです。朝早く登校することがきつい時、２限目から登校し、徐々に時間数を増やすこともあります。

⑵　学校で体力を使った日の連絡

復学してきた子どもは、入院生活を取り戻したい、みんなと同じようにしたいという思いから、自分の体力に見合う活動量ではなく頑張ってしまう傾向があります。復学当初に午前中４時間も授業を受けた日や学校で体育を頑張った日は、家に帰ったと同時に、ぐったり寝込んでしまう子どもがいます。子どもが日中学校で頑張った時、担任の先生は子どもが頑張った時の様子を電話や連絡帳で保護者に伝え、家庭での様子を尋ねるなどの配慮をすると、保護者の方は安心されます。また保護者は、具合が悪かった時の様子を聞くだけでなく頑張っている様子を聞くことで子どもが回復していると感じ、喜ばれます。

徐々に子どもの体力は戻りますが、復学後半年間は、子どもが頑張って体力を使っている様子を教員は観察してこまめに保護者に連絡してほしいと思います。また、そのような配慮が親子との信頼関係につながります。

⑶　子ども自身に決めさせる大切さ（掃除・時間割）

子どもが自信を取り戻す工夫として、クラスメイトの一員であることが感じられるように、自分ができることを本人に決めてもらうことも必要です。あるお子さんは、掃除場所を教室からの移動距離の短い風通しの良い場所にし、雑巾ではなく掃き掃除を担当しました。子ども自身で何が出来るのかを考えて、学級図書の整理も担当しました。勉強面では、外来受診のため、早退することが多いお子さんの場合、国語と算数を優先的に受けられるように時間割が組まれたそうです。

⑷　周囲の病気への理解

先述した保護者の願いにもあったように、クラスメイトやクラスメイト以外の子ども達、他の保護者へ病気の理解を促すことも大切です。学校全体で、伝える内容を一致させておくと、先生方も安心して対応できます。クラスの保護者会の時に、母親が保護者へ「髪の毛が抜けているため、帽子をかぶっていること」「病気はうつるものではなく、感染症予防のためにマスクをしていること」「皮膚症状があるため、日焼けしないように長袖・長いソックスをはいていること」「骨が弱く、疲れやすいこと」「点滴や採血に必要なカテーテルをつけたまま退院するので、引っ張らないで欲しいこと」を伝えられたケースもあります。保護者の方が理解して下さり、家庭で話されたことで、子どもはクラスメイトから、からかわれることがなかったと言われていました。

(5) 感染予防対策

退院されたお子さんへ、どのような感染予防対策をすればよいのか分からず、不安に思われる先生方は多いと思います。以下に具体的な配慮事項を記載しました。ある学校では、登校する時間を30分ほど遅らせました。８時30分に全校で健康観察をした後に、インターホンで職員室に連絡して、その日学校全体で体調がすぐれない人がいるかどうかを共有しました。その日の学校の状況を養護教諭が自宅に電話をして、情報を聞いた後、退院されたお子さんは学校へ行きました。感染症が流行する時期になると、クラスメイトにマスクの着用を促し、学年が上がるにつれて、退院したお子さんのためだけではなく自分の体を守るためという表現に変えながら、学級の協力体制を作ってくれたそうです。

以下に、学校で出来る感染予防対策を表にしましたので、ご活用ください（表２−５−３）。

表2-5-3　学校でできる感染予防対策

□休み時間は、窓を開けて、空気の入れ替えをしましょう □掃除当番は、ほこりが立たない係を本人に選んでもらいましょう （本の整理、換気ができているわたり廊下の掃き掃除など） □手洗いは、液体せっけんにして、簡単に手洗いができるようにしましょう □教室の入り口に、液体消毒薬を配置して、クラス全体で使う習慣をつけましょう □トイレをきれいに保つようにしましょう □トイレ専用のスリッパを用意しましょう □席順の後ろは、黒板のほこりがたちにくい、人の出入りが激しくないメリットがありますので、本人に選んでもらいましょう □復学してきた子どものためだけでなく、全員の子どもが自分自身を感染から守るために必要なことと理解してもらい、学校全体で感染予防対策を行いましょう

(6) 出来ないことへのジレンマを抱えている子どもの気持ちを受け入れる

長期にわたる入院治療を終えて退院した当初の子どもは、家庭や学校での生活を入院前と同じようなペースで送ることができません。また、復学後も外来に通院して治療を行うため、子どもは早退や遅刻をしなければなりません。身体がだるくなったり、体調が悪くなったりした時、保健室で休むこともあります。みんなと同じように授業を受けられないため、勉強が分からなくなったり、友達と一緒に過ごせなくなったりすることを不安に感じている場合があります。授業のノートを見せてもらったり、教えてもらったりしたことで勉強への悩みが軽減したと話してくれた子どもがいました。また、体力がない時に、帰り道を長時間かけてゆっくり帰ってくれて嬉しかったと話してくれた子どももいました。退院した子どもは、みんなと同じようにしたい、特別扱いしてほしくないという思いが強い反面、体力が落ち、以前のようにはできない自分に対して、歯がゆい気持ちを抱いています。容姿が変わり、体力が落ちた自分を友だちは受け入れてくれるか、不安を感じていることもあります。このように不安な気持ちを抱き、体力が落ちて出来ないことが増えた子どもに対して、周りにいる人は、小児がんを経験した子どもが「今したいこと」、「今できること」に着目して、特別視せずに、今いる子どもの存在を受け入れてほしいと思います。ある子どもは、担任から「頑張っていると思うから頑張れとは言いません。あなたのペースでゆっくりやっていけばいいです」と書かれた手紙をもらいました。「頑張れ」を「ゆっくり自分のペースで」に言い換えられていることが嬉しく、「自分のことを分かってくれている人がいる」と感じたそうです。 また勉強や友人関係で悩み、クラスに馴染めない時、学校の中に居場所を作ってくれた養護教諭の存在は救いでした。「授業中にしんどくなったり、勉強が嫌だと思 ったりしたら、いつでも保健室においで」と言われたことを、「学校の中にも、心を落ち着かせることのできる場所があるって思えた。家に帰るんじゃなくて自分の居場所があると思えたのはよかった」と振り返っていました[7)]。このように、受け入れてもらえていると思える行動や言葉によって、子どもの心の安定につながることがあります。

3）病院と学校との連携

学校の先生にとって、病院の医師への質問や相談は、保護者を通して実施されていると思います。保護者へ質問項目を書いて、外来の時に聞いてきてもらうケースが多いです。保護者によっては、忘れないように正しく聞けるか緊張したり、負担に感じたりする場合もあります。ある養護教諭の先生は、子どもの定期受診の時に同行し、校外学習時の注意事項を聞いたり、緊急時の病院を紹介してもらったりしていました。また、保護者の許可をもらい、教員が直接病院へ問い合わせることが出来るような体制を作っていました。外来受診に同行することで医療者と顔見知りになり、学校行事前に気を付けることを問い合わせしやすくなると思います。養護教諭は学校における唯一の健康管理を担う専門家です。養護教諭が病院と定期的に情報共有をすることで、保護者も安心されます。ある養護教諭は、入院中のお礼と学校での様子を手紙に書いて、子どもを通して受け持ち看護師へ伝えました。その後、受け持ち看護師から学校で頑張っていることを知って嬉しかったと返事が来たそうです。このように、子どもの様子をお互いに知ることによって、小さな連携が始まります。遠慮して教員へ声をかけられない保護者もいます。外来受診後に、定期的に情報共有をして、貧血など血液検査の結果を養護教諭に知ってもらえることで、保護者の方は安心されます。

　また近年、医教連携コーディネーターが、入院している病院と学校の連携を担うようになりました。今後は養護教諭と共に、学校で生活している子どもの健康管理を担っていくことが期待されます。

引用文献

１）独立行政法人 国立がん研究センターがん対策情報センター（2014）がん専門相談員のための小児がん就学の相談対応の手引き 第１版. pp.24-35（以後2015-2021一部更新）
https://ganjoho.jp/med_pro/consultation/education/index.html（2024年１月29日閲覧）

２）森口清美、大見サキエ（2017）長期入院を経験した慢性疾患がある子どもへの復学支援に関する文献検討、岐阜聖徳学園大学看護学研究誌、pp.45-55.

３）奥山朝子（2016）復学する小児がん患児の学校生活における教師・養護教諭の指導上の困難と医療者に求める支援、小児保健研究、75（３）、pp.350-356.

４）スクリエ- school reentry -復学支援プロジェクト．支援ツールのご紹介：「子どもが入院した時に、保護者の方々に知ってもらいたいこと」「子どもが入院した時、退院する時に学校の先生にお願いしたいこと」「おともだちをよく知ってもらうために」
https://school-reentry.com/（2024年１月29日閲覧）

５）堀部敬三、小澤美和、他４名（2022）高校教育とがん治療の両立のために　長期療養中の高校生の希望に応える好事例集、厚生労働科学研究費補助金（がん対策推進総合研究事業）「AYA世代がん患者に対する精神心理的支援プログラムおよび高校教育の提供方法の開発と実用化に

関する研究」（研究代表者　堀部敬三）
https://sites.google.com/nnh.go.jp/aya-shien#h.oin6y7ijai83（2023年12月20日閲覧）
6）公益財団法人日本学校保健会．出版物:「学校生活管理指導表」）
https://www.hokenkai.or.jp/publication/guidance.html（2024年１月29日閲覧）
7）森口清美（2022）病気療養児支援ガイドブック実践編（電子ブック）岡山県教育委員会 https://www.pref.okayama.jp/uploaded/life/772496_7164858_misc.pdf（2023年11月15日閲覧）

第6節　進級・進学、受験時の配慮

1．進級時の配慮、留意点

新学期の進級時には、入院前からの在籍校の担任や学年主任の交代、クラス替えが多々あります。新年度になっても、保護者や子ども、院内学級等の担当教員が、子どもの入院前からの在籍校と円滑に連絡がとれるよう前年度からよく連絡しておくことが重要です。院内学級や訪問教育の利用のために転学し、学籍が入院前からの在籍校と変わっている場合は、新年度の学籍が前籍校にないため、新年度のクラスの名簿に載らない可能性があります。教育委員会など学外に出される書類上は学籍が異なっても、学内・学年・学級の名簿に載せる配慮がなされると、新年度からクラスメイトや教員にクラスの一員として認識してもらえ、円滑な復学につながると考えられます。そして、復学時の入級予定クラスを知り、担任や友人との連絡・交流がなされるとよいでしょう。

高校生では、入院中に転学しない場合が多いので在籍校に名簿がないという心配はあまりありませんが、進級に必要な単位が認定されずに原級留置（留年）となる可能性があります。単位認定の基準・条件について、入院初期から在籍校と十分に連絡をとり子どもと保護者が納得の上で、治療と学習に取り組んでいくことが重要です。そして年度末や新学期にも、在籍校との円滑な連絡を維持する必要があります。

なお、関連する内容として、第２章第５節「療養中・療養後における復学する学校との連携」に入院中における入院前からの在籍校とのつながりについて、第２章第３節「復学に関する子どもと保護者のニーズ把握と支援」に退院後に進級する場合の留意点を記載していますので、参照してください。

医療者側としては、主治医は新年度には新たに診断書や学校生活指導管理表の記載の必要がある場合があります。また、単位認定や進級に必要な試験や授業に参加できるよう、治療スケジュールや通院日程の調整が可能な場合もありますので、医療者と早めに相談できるとよいでしょう。

2．進学時の配慮、留意点

進学にあたっての必要書類は入院前からの在籍校が作成するため、進学を控えた時期は学籍を入院前からの在籍校に置きます。つまり、院内学級等の利用のために転学した場合、前籍校に戻します。この学籍異動の時期は、受験の有無や学校種、自治体によって異なります。

進学するということは、異なる学校へ在籍するということであるため、進級時よりも学校との連絡がスムーズにとれない可能性や、学校側が病気について理解していない可能性があります。進学前の在籍校から病気に伴う配慮事項について引き継ぎがなされる場合もありますが、主に文書上であり、プライバシーにも配慮して簡潔な内容に留められます。したがって、進学前後には、進学先の学校に対し、子どもや保護者が病気や希望する配慮についてよく説明し理解を得る必要があります。

１）進学後の入院・通院状況による留意点

⑴　進学後も入院を継続する場合

小学校１年生の場合、区域内の公立小学校に入学手続きを行った後、入院中に院内学級や訪問教育を受けるための転学手続きをとっておくと、入院中・退院時を通して教育支援が受けやすくなります。区域内の小学校でも名簿に入れておいてもらうことで、小学校の教員にもクラスの一員という意識づけが高まり、作品をクラスメイトと一緒に飾るなどの配慮がなされた例があります[1)]。

公立の小学校から中学校への進学の時期を挟んで入院治療をする子どもが院内学級を利用する場合、卒業証書・卒業証明書の発行や退院後の復学を考慮し、頻回な学籍異動の手続（転学）が行われます。例えば、図２−６−１のように、入院前に通学していたA小学校から、入院により院内学級を有するB小学校へ転学し（①)、小学校卒業時に前籍校であるA小学校へ学籍を戻し、A小学校を卒業します（②)。そして、区域内のC中学校へ進学し（③)、中学生向けの院内学級を有するD中学校への転学手続きをします（④)。ただし、院内学級を有する学校が特別支援学校の場合は同じ学校の小学部・中学部となります。

上記のように、学籍の異動が頻回に行われると、支援ニーズに関する情報が十分に共有されず、子どもへの支援・配慮が行き届かないことがあります。保護者がすべての学校へ直接詳細な連絡をタイムリーに行うことは負担も大きいため、保護者の同意を得て、A小学校とB小学校間の情報共有だけでなく、A小学校からC中学校へ、C中学校とD中学校間の情報共有が速やかに行われることが望ましいです。特に、C中学校は実質的な登校ができない段階では、たとえC中学校の遠隔授業を受けら

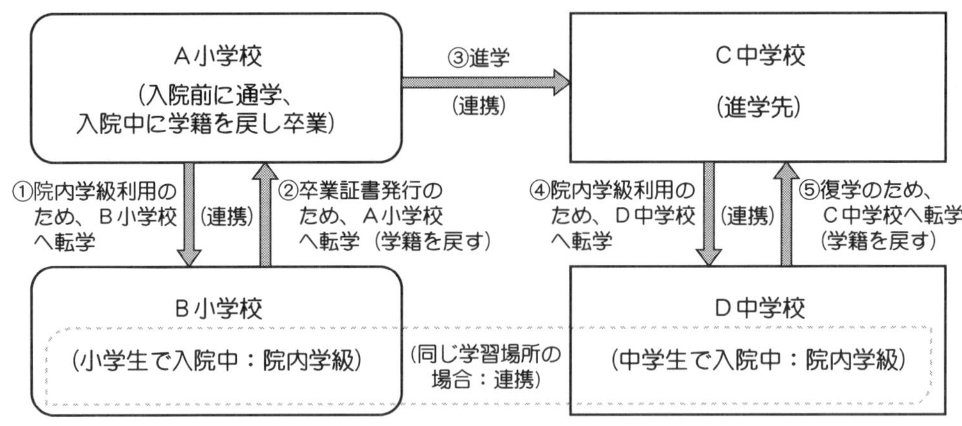

図2-6-1　入院中の院内学級等利用時の進学にともなう学籍異動

れたとしても、子ども・保護者にとって学校の教員との関係構築が難しい状況です。しかし、子どもが復学する学校であるため、入院中・院内学級利用時からの連絡が上手くとれるよう、院内学級の教員がサポートしたり、病院と学校との調整会議を開催したりして、復学する中学校に早期から受け入れ体制を意識しておいてもらうとよいでしょう。

中学校への進学時に、院内学級に通級せず、進学先（例えばC中学校）の遠隔授業を受ける場合は、図２−６−１のC中学校からD中学校への転学手続きが不要となります。しかし、C中学校に連絡を取りやすい立場のD中学校の教員が介入しないため、保護者が主な連絡者となり負担が大きくなります。進学後早期に病院と学校との調整会議を開催するなどして、病院スタッフがC中学校と連絡が取りやすい体制づくりをサポートするとよいでしょう。中学校から高等学校への進学時は、義務教育でなく受験や単位認定が絡むことや、院内学級が特別支援学校の分教室のみであり、転学後に本来の進学先の学校へ戻ることは難しいため、高校生は転学しない場合がほとんどであり、同様の留意が必要です。第４節「入院中に利用可能な教育方法」に記載したとおり、治療スケジュールと復学の予定時期、治療中の学習方法と単位認定基準などについて十分に話し合いや確認をしておく必要があります。

⑵　退院後の通学先が新入学した学校である場合や、通院しながら治療継続する場合

⑴に記載した例のように、長期入院や長期療養後に、初めて進学先の学校へ登校する場合は、学校との事前の情報共有や、子ども・保護者・学校側が心配なことへの対応方法について十分話し合っておくことが重要です。情報共有や話し合いの主

な内容は、第１章第２節の表１−２−２「学校関係者に説明が必要となる可能性のある状況」、第２章第５節の表２−５−１「復学前の学校との調整内容」を参照してください。

前述したように、進学先では子ども・保護者と、教員や友人との関係構築からスタートしなければならないため、復学支援会議のような機会を設けると、複数の学校関係者と一度に話し合うことができ、効率的かつ安心につながることでしょう。ただし、学校との連絡を保護者が担う際は、面識がない分、負担がかかることを理解して院内学級の教員やMSWなどがサポートする必要があります。

区域内の小学校から中学校への進学であれば、旧知の友人が一定数いることが想定されますが、高校進学や区域外の学校への進学の場合は、同じ学校の友人が少ないもしくは皆無であることもあり、子どもと保護者の不安は大きいことが予測されます。そのため、復学する子どもが溶け込みやすい雰囲気づくりを教員や友人がつくっておくことが望まれます。中学生以上であれば１人でも連絡先を知っている友人がいれば、入院中から友人同士・クラスメイト間のSNSでつながることで、クラスメイトの名前を覚えたり、クラスの雰囲気や授業・行事の様子を知ったりすることが可能であり、安心につながることがあります。

退院後に外来通院しながら治療を継続する場合は、体調不良になることや欠席が続く可能性があり、治療と学校生活の両立のための調整が必要です。関連内容は、第２章第３節に記載しています。

２）進学する学校の種別による留意点

進学する学校の種別により、入学する子ども本人および周囲の児童・生徒の発達段階・理解度が異なるため、保護者や教員など大人のサポートの程度も異なります。以下に、学校の種別による進学時の留意点を挙げます。

(1)　小学校への新入学

１年以内に小学校入学を控えている場合は、居住地の市町村教育委員会により、図２−６−２のように就学の手続きが進められます[1),2)]。入学後に通学する学校に配慮を希望する場合や、入学前６か月以内に長期入院となり就学前準備に配慮が必要な場合、小学校入学後も入院が予測され院内学級や訪問教育を利用したい場合などは、就学説明会あるいは個別相談の機会に保護者が教育委員会と連絡・相談をしておくことが必要です。病院のMSWやがん専門相談員に相談すると、教育委員会や院内学級等の担当者、特別支援教育コーディネーターなどとの連絡・調整をしてもらえる場合もあります。市町村教育委員会は、幼稚園・保育園・認定こども園や、自治体の幼児の健康診査の担当者と連携し、就学前の子どもの情報把握も行います[3)]ので、保護者がこれらの機関の担当者と連絡がとりやすい場合は、情報共有をしておくとよいでしょう。なお、関連する内容を「4. 障害や病気のある子どもの就学先の決定について」に記載しています。

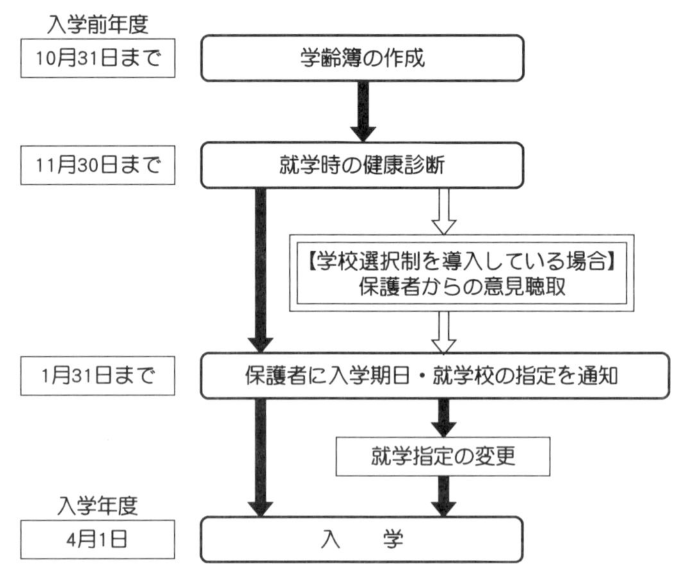

図2-6-2　就学指定に係る市町村教育委員会の事務手続
【文部科学省　初等中等教育局初等中等教育企画課. 小・中学校等への就学について. 就学手続について. https://www.mext.go.jp/a_menu/shotou/shugaku/index.htmより引用】

第１章第６節「児童・生徒の認識」に記載されているように、病気の子どものことを説明すると小学校３年生以上ではある程度の理解が得られることがわかっています。しかし、小学校への新入学では、クラスメイトは１年生であり、論理的な理解が難しく理解は限られる上、思いやりをもって自主的に配慮することは難しいこと、学校生活への適応を課題とする時期であるため、自身のことで精一杯であることが予測されます。さらに、担任の教員もクラスの児童１人当たりの支援に時間を要し余裕がないと考えられます。そのため、担任の教員以外にも学校内で相談できる教員（養護教諭、学年主任、副担任、フリーの教員、特別支援教育コーディネーターなど）を確保しておくことが望まれます。また、クラスメイトへの説明については、本書の著者ら作成のパンフレット[4)]や第２章第５節「2. 復学後の学校との連携」などを参考に、１年生にもわかるようかみ砕いて、担任の教員が説明したり、保護者が書いた手紙を読んだりするとよいでしょう。

⑵　小学校から中学校への進学

中学生は、小学生に比べ、必要時に教員や周囲の生徒に自分で説明する機会が増え、そのような能力も求められます。病気や治療により学校で体調不良になることが想定される場合や、活動や設備への配慮が必要な場合、欠席時の連絡は主に保護者が行いますが、早退や遅刻、体育の見学などの教員への説明を子ども本人が行えるよう、事前に子どもと確認し合う必要があります。

小中学校は義務教育であり、多くの生徒が区域内の公立の小学校から中学校へ進学するため、小学校時代の病気や入院のことを知っている友人が多くいます。そのような環境では友人に病気の説明をする必要がなく、皆が知っていることで安心する子どもがいます。一方、皆が自分の病気を知らない環境で病気のことも説明せずに生活する方が伸び伸びできると感じる子どももおり、区域外の中学校へ、時には受験して入学する場合もあります。思春期前期に相当する中学生は、集団同一性獲得が重要な発達課題であり[5)]、自分のペースで生活することよりも、皆と同じ活動を望み無理をする傾向があります。その上で子どもの気持ちを尊重しながらも、教員や保護者など大人が体調の変化を見守ったり、無理をしていないか声を掛けたりする必要があります。

中学生は、自分の気持ちを大人に話さなくなるため、保護者にとって小学生時代よりも子どもの気持ちや困難が分からないという葛藤も大きくなります。保護者は、行動について指示をするよりも、承認する気持ちや心配している気持ちを伝え、困難なことについて一緒に考えたいという姿勢を示すとよいでしょう。

(3)　中学校から高等学校への進学

高等学校は、いわゆる進学校や、通信制の学校、就職を見据えて専門的教育を行う学校など、いろいろなタイプの学校があり、中学校までよりも選択肢が広がります。一方、義務教育でないため、欠席や授業への参加の仕方が単位認定に影響する可能性があります。そのため、進学先の教員（担任、必要時養護教諭）に対しては、病気や治療により学校で体調不良になることが想定される場合、欠席・遅刻・早退が多く想定される場合、活動や設備への配慮が必要な場合などは、子ども本人と保護者から説明する必要があります。子どもの病状に応じた配慮が必要であることが入学前からわかっている場合には、受験前から情報収集や相談をしておくとよいでしょう。高等学校入学後も治療が続き欠席や体調不良が多いことが想定される場合、通信制の高等学校を選択した子どもや、受験前に学校へ説明・相談し配慮がなされる学校を選択した子どももいます。短時間の説明で済む内容であれば入学式など保護者が学校へ出向く際に説明した方もいます。体育の見学など個別の授業については、子ども本人から教科担当の教員に説明することが求められます。

中高一貫校を除き、中学時代の同級生は、複数の高等学校に分散されます。中学時代までの病気のことを知っている人が少なくなることで、改めて説明しなければいけないことにストレスを感じる可能性があります。説明をしていないことで、何気ない友人の言葉に傷ついたり、ウィッグなどに気付かれる不安を抱えたまま生活したりすることもあります。一方、病気のことを知らない新たな同級生に囲まれることで、敢えて病気のことを説明せず、病気のイメージにとらわれず生活できることを心地よく感じる子どももいます。高校生になるとむやみに他人の事情に踏み込まないこともあり、欠席が多かったり帽子をかぶっていたりしても、敢えて聞いてこないことで登校しやすく感じる子どももいます。新たな友人との関係を構築しながら、信頼できる友人ができた際に病気のことを打ち明けることで安堵感を感じることもあるので、説明する相手や状況を見極めていく経験[6)]を蓄積していけるとよいでしょう。

3．受験時の配慮、留意点

入院中の中学生が高校受験をする場合、院内学級の教員や入院前からの在籍校の教員が中心となって、学習支援や受験校選択の支援を行います。受験手続きは、在籍校（学籍を戻した卒業予定校）の教員や、子ども・保護者が行います。医療者は、病棟内での学習場所の確保、受験日程に合わせた治療スケジュールや体調の管理を行います[7)]。また、受験会場までの外出が難しい場合は、進学のための入学試験の場を病院内に設定します。その際、医療者は、子ども・保護者、在籍校や院内学級等の教員および受験校の教員と連携しながら、院内の調整も行い、安全に落ち着いて受験できるよう環境調整や体調管理等、事前に対応を検討します。試験監督は、受験校の教員が病院に出向いて行います。

入院中の高校生が大学等を受験する場合は、在籍高校の教員による学習支援や受験校選択の支援を受け、受験時の配慮については、個人で各大学等へ問い合わせたり、大学入試センターのwebサイトで確認したりすることが必要です。医療者は、病棟内での学習場所の確保、可能な限り受験日程に合わせた治療スケジュールや体調の管理を行います。

入院中・外来通院中ともに、進学のための入学試験において、病気のために配慮（個室受験、車椅子の使用、自家用車での送迎等）が必要なことがある場合は、医師に診断書を記載してもらい、受験校へ個人または在籍校を通じて提出します。

4．障害や病気のある子どもの就学先決定について

平成25（2013）年の学校教育法施行令の一部改正後の障害のある児童生徒の就学先決定については、以下のように文部科学省ホームページに記載されています[8),9),10)]。なお、障害については国際生活機能分類（ICF：International Classification of Functioning）を基盤として、平成23（2011）年に改正された障害者基本法で定義されています[3)]。これらを踏まえ、特別支援教育（特別支援学校、特別支援学級、通級による指導）の対象となる障害の程度について、学校教育法施行令[11)]、「障害のある児童生徒等に対する早期からの一貫した支援について（通知）」[9)]において示されており、視覚障害者、聴覚障害者、知的障害者、肢体不自由者、そして病弱者について記載されています。

(1)　障害のある児童生徒等の就学先の決定に当たっての基本的な考え方[8),9)]

① 基本的な考え方

障害のある子どもの教育に当たっては、障害の状態等に応じて、可能性を最大限に発揮させ、将来の自立や社会参加のために必要な力を培うという視点に立って、一人ひとりの教育的ニーズに応じた指導を行うことが必要です[8)]。障害のある児童生徒等が、その年齢及び能力に応じ、かつ、その特性を踏まえた十分な教育が受けられるようにするため、可能な限り障害のある児童生徒等が障害のない児童生徒等と共に教育を受けられるよう配慮しつつ、必要な施策を講じることになっています[10)]。

障害のある子どもの就学先については、本人・保護者の意見を可能な限り尊重し、教育的ニーズと必要な支援について合意形成を行うことを原則とし、障害の状態や必要となる支援の内容、教育学等の専門的見地といった総合的な観点を踏まえて市町村教育委員会が決定することとなっています[3)]。

② 就学に関する手続等についての情報の提供[8)]

市町村の教育委員会は、乳幼児期を含めた早期からの教育相談の実施や学校見学、認定こども園・幼稚園・保育所等の関係機関との連携等を通じて、障害のある児童生徒等及びその保護者に対し、就学に関する手続等についての十分な情報の提供を行うことになっています。

③ 障害のある児童生徒等及びその保護者の意向の尊重[8),9)]

市町村の教育委員会は、学校教育法施行令第18条の２に基づき、本人・保護者の意見の聴取について、最終的な就学先の決定を行う前に十分な時間的余裕をもって行い、保護者の意見については、可能な限りその意向を尊重しなければなりません。

(2)　法令で定められている就学先決定のプロセス[8)]

文部科学省のホームページ[8)]には、図２−６−３のような「障害のある児童生徒の就学先決定について（手続の流れ）」が示されています。

市町村教育委員会は、10月31日までに、その市町村に住所を存する就学予定者の学齢簿（10月１日現在）を作成した（学校教育法施行令第２条）後、11月30日までに、就学前の健康診断を実施します（学校保健安全法第11条）。

その後、就学時の健康診断を踏まえ、視覚障害者、聴覚障害者、知的障害者、肢体不自由者又は病弱者（身体虚弱者を含む。以下同じ。）以外の保護者に対して、

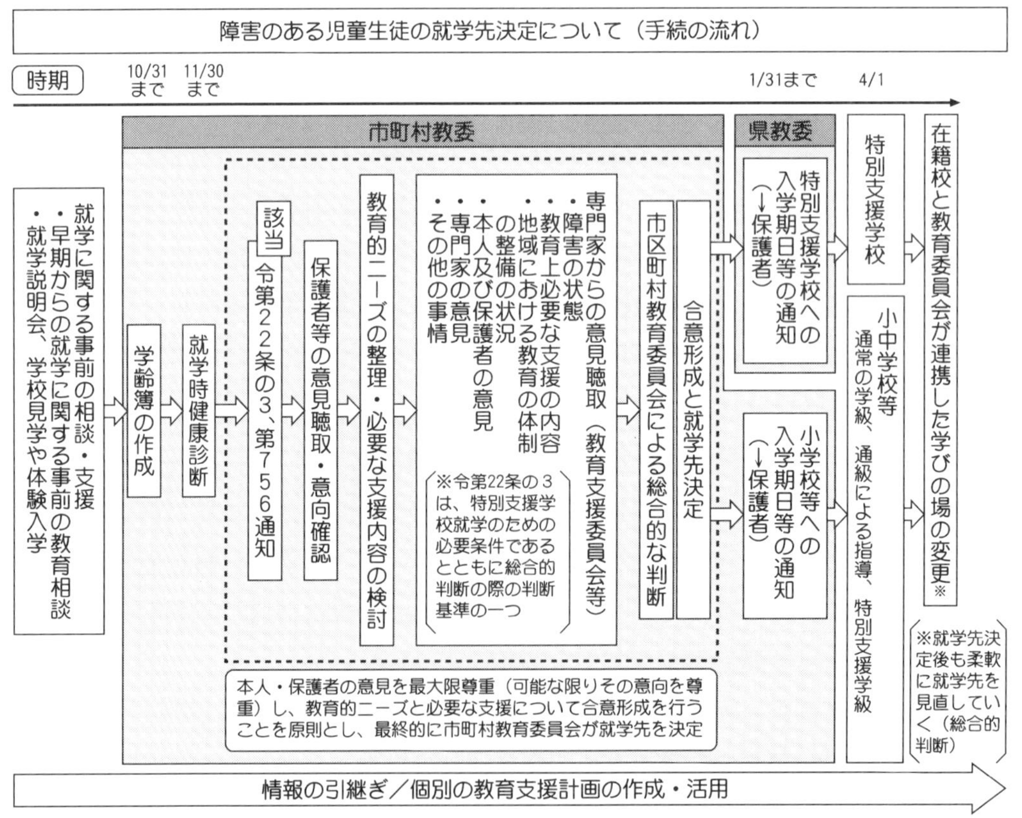

図2-6-3　障害のある児童生徒の就学先決定について（手続の流れ）

【文部科学省．小・中学校等への就学について．就学事務Q&A　5．障害のある子どもの就学先決定について．https://www.mext.go.jp/a_menu/shotou/shugaku/detail/1422234.htm　より引用】

1月31までに、入学期日と就学すべき学校を通知します（学校教育法施行令第5条)。

また、視覚障害者、聴覚障害者、知的障害者、肢体不自由者又は病弱者については、市町村教育委員会は、12月31日までに都道府県教育委員会へ氏名などを通知し（同令第11条)、これを受けた都道府県教育委員会は、1月31日までに、その子どもの保護者へ入学期日、就学すべき特別支援学校を通知します（同令第14条)。

(3)　就学先決定後の継続支援、就学先等の見直し

一度決定した就学先が、小学校段階6年間、中学校段階3年間を通して絶対的に維持されるのではなく、子ども一人ひとりの発達の程度、適応の状況、学校の環境等を勘案しながら、必要に応じて柔軟に就学先の変更（転学）ができることを、関係者の共通理解とすることが重要です[8)]。

このためには、定期的に教育相談や個別の教育支援計画に基づく関係者による会議などを行い、必要に応じて個別の教育支援計画を見直し、総合的な観点から就学先を変更できるようにしていくことが適当です[3), 5), 9)]。この場合、特別支援学校は都道府県教育委員会に設置義務があり、小中学校は市町村教育委員会に設置義務があることから、双方の教育委員会が密接に連携を図りつつ、障害のない子どもと同じ場で共に学ぶことを追求するという姿勢で対応することが重要です[8)]。

なお、個別の教育支援計画は、市町村教育委員会が、就学予定者について、保護者、幼稚園・保育所・認定こども園等や、医療、福祉、保健等の関係機関と連携して、作成します。就学後に学校が作成する個別の教育支援計画の基となるものであり、就学先の学校に引き継がれます[3)]。

引用文献

1）独立行政法人 国立がん研究センターがん対策情報センター（2014）がん専門相談員のための小児がん就学の相談対応の手引き 第1版. pp.24-35（以後2015-2021一部更新）
https://ganjoho.jp/med_pro/consultation/education/index.html（2024年1月29日閲覧）

2）文部科学省 初等中等教育局初等中等教育企画課．小・中学校等への就学について．就学手続について
https://www.mext.go.jp/a_menu/shotou/shugaku/index.htm（2024年1月23日閲覧）

3）文部科学省 初等中等教育局特別支援教育課（2021）障害のある子供の教育支援の手引～子供たち一人一人の教育的ニーズを踏まえた学びの充実に向けて～（第1編・第2編）
https://www.mext.go.jp/a_menu/shotou/tokubetu/material/1340250_00001.htm

（2024年１月29日閲覧）

4）スクリエ - school reentry - 復学支援プロジェクト．支援ツールのご紹介：「おともだちをよく知ってもらうために」 https://school-reentry.com/（2024年１月29日閲覧）

5）Newman, B.M., & Newman, P.R.（2018）Early adolescence. In: Newman, B.M., & Newman, P.R.（Eds), *Development through life: A psychological approach*（13th ed., pp.317- 370）. Boston: Cengage.

6）宮城島恭子、大見サキエ、他１名（2018）小児がん経験者が病気をもつ自分と向き合うプロセス －思春期から成人期にかけて病気を自身の生活と心理面に引き受けていくことに着目して－、日本看護研究学会雑誌、40（５）、pp. 747-757.

7）大見サキエ、宮城島恭子（2014）化学療法を受ける患者の社会復帰と関連領域との連携、小児看護、37（13）、pp.1703-1708、へるす出版

8）文部科学省 初等中等教育局特別支援教育課. 小・中学校等への就学について. 就学事務Q&A　５. 障害のある子供の就学先決定について
https://www.mext.go.jp/a_menu/shotou/shugaku/detail/1422234.htm（2023年10月３日閲覧）

9）文部科学省 特別支援教育課．特別支援教育について．通知等．障害のある児童生徒等に対する早期からの一貫した支援について（通知）．25文科初第756号、平成25年10月
https://www.mext.go.jp/a_menu/shotou/tokubetu/material/1340331.htm（2023年10月３日閲覧）

10）文部科学省．特別支援教育について．教育支援資料（平成25年10月、文部科学省初等中等教育局特別支援教育課）．第２編教育相談・進学先決定のモデルプロセス
https://www.mext.go.jp/component/a_menu/education/micro_detail/__icsFiles/afieldfile/2014/06/13/1340247_05.pdf（2024年１月29日閲覧）

11）学校教育法施行令（昭和28年政令第340号、平成25年政令第244号）. 第１章就学義務. 第２条、第５条、第11条、第14条、22条
https://elaws.egov.go.jp/document?lawid=328CO0000000340（2024年１月29日閲覧）

第7節　高校生の復学支援について

1．高校生の復学支援の必要性

高校は義務教育ではないことから、高校生が学びを継続することは、小学校、中学校の時と比べ制度上、格段に難しくなります。高校教育は、小学校・中学校の義務教育と異なり、公立や私立といった学校の種別、特別支援学校への転籍と原籍校への復学、特別支援学校における高校の部の少なさ等に関連した独自の課題であり、学業継続・進路選択問題は高校在学中の患者が誰しも乗り越えなくてはならない課題です。

高校では、これまでの義務教育とは大きく違い、出席日数や提出物、定期試験の成績など単位認定がとても厳しく、うまくいかない場合は、留年といった形で子どもの人生プランに大きな影響を及ぼします。また、子どもによっては、「今は治療に専念したい」と学習の継続を望まない場合もあり、義務教育とは異なり、本人の学習意欲がない場合、周囲から学習継続の支援を行っても単位認定につながらないケースもあります。そういった中でも、学習継続を希望する生徒には、支援策が用意される環境はとても重要です。

一方で、高校生にとってただ教育を受けることだけが必要なわけではありません。学ぶことを通じて、友達とつながり、思いを共有すること、またその仲間の存在自体が治療意欲や今後の人生の糧になると言えます。たとえ学習に取り組めなくても、授業に参加したり、たわいもない話ができる先生や友達の存在自体が、学習を続ける大切な意義だとも言えると思います。病気でなかったら経験できたであろう年齢相応の経験が学びの中にはあるので、高校生が学びを継続するための支援は退院後の人生を見据え、人としての育ちを支える意味でも重要だといえます。

一方、高校生は、他者との違いに気づき、傷つきを覚えやすい時期です。双方向性の遠隔教育では、出席確認のため、画面に顔を映すことが求められる場合もあります。病気や障がい、治療の副作用により容姿の変化があり、先生や友達に今の自分を見られたくない思いを持つこともごく自然なことです。また、治療に伴う体調不良により、授業を欠席したり、授業についていけなくなったりすることもあります。原籍校の教員、もしくは医教連携コーディネーターや病院内の職員は、生徒の学習進度の調整会議を定期的に設け、治療と学習が両立できるようにサポートすることも必要です。

「大学受験に向け、勉強に集中したいけど、やっぱりしんどかったです。9時には消灯になり、手元灯を頼りに11時くらいまで勉強しました。ベッドの上に置く簡易机はグラグラするし、集中できない時は、もーいやだー！と叫びたくなることもありました。けど、隣には3歳の子が寝ていて叫べるわけもなく…しんどかったです。」

高校生が、入院治療を受けながら学習を継続することは、並大抵の努力では成り立ちません。本人にやる気があっても、異年齢が一つの部屋で集団生活を送り、長時間の学習時間を確保することは難しい事です。また、授業時間外に塾などに通い指導を受けることも、入院中は難しい場合が多いです。入院中には、学習環境の調整、原籍校や教育委員会は学習継続のサポートが不可欠です。

遠隔教育環境を整えることがゴールではなく、学習進捗管理や生徒の体調と学習時間のバランス、また高校側の状況などを調整するために、定期的な話し合いの機会を高校、生徒、病院の三者で持つことが学習継続のためには不可欠です。その時に、その三者を繋ぐ役割を誰が主体的に行うのかを、予め決めておくことは継続的な学習の保障に大切だと思われます。

担任や教頭、医師と看護師を含めて会議を行い支援を開始しました。しかし、実際始めてみると学校によって対応が様々でした。事例を挙げて紹介します。

表2-7-1　Web会議システムを活用した遠隔教育支援の事例

【事例1】

高校3年生のAさんは、入院してすぐに、病院スタッフから遠隔教育システムを使って学習継続ができることを聞き、利用を希望されました。病院スタッフは、早速Aさんの高校の先生と連絡を取り、遠隔教育実施の調整会議を実施しました。機器の準備なども整え、授業を受けられることを楽しみにしていた矢先、すでにAさんが卒業単位を全て取得していることが学校の調査でわかりました。すると、学校側から遠隔授業を行う必要性がなくなったので、「遠隔授業は打ち切ります。」と連絡が入りました。教育の機会だけでなく、クラスメイトや先生との交流を楽しみにしていたAさんはショックを受けました。

【事例2】

高校1年生のBくんは、高校側が初めての遠隔授業による単位認定を行うということもあり、出席確認や課題提出、定期テストの受験など色々と学内調整する必要が生じました。しかし、Bくんの学習意欲の高さに学校側も応える形で、トラブルが生じるたびに授業時間外で学校とBくんの間で打ち合わせを行い改善しながら授業を進め、無事進級することができました。

2．学校や教育委員会による近年の取り組み、制度

文部科学省が実施した調査によれば、平成25年度に長期入院した高校生1124人のうち、約7割に当たる771人が学習支援を受けていなかったことが明らかになりました[1)]。高等学校は義務教育ではない、ということで義務教育とは異なる教育支援の難しさがあると言われています。義務教育と異なり公立だけではなく、私立が多いといった学校の種別、特別支援学校への転籍と原籍校への復学による単位の読みかえの問題、特別支援学校における高等部の少なさ等に関連した課題があります。

しかし、2020年からのコロナ禍により、教育界全体に遠隔教育が推進されました。通常の学級でもWEB会議システム等を活用した遠隔教育が取り入れられ、教室でなくても授業が受けられることを世間が認識したことは大きな変化でした。第1章の1節p16でも触れられている通り、高校生への教育保障のための法整備は進んでいます。

実際、愛知県では2022年より長期入院生徒に対する学習支援ということで、愛知県立高等学校に在籍する生徒に教育の機会を与えることを目的に学習支援の実施が始まりました。同時双方向のオンライン授業を病室や自宅で受けることができ、学びの継続ができます。またその際には、愛知県立大府特別支援学校在籍の医教連携コーディネーターが「生徒」「保護者」「学校」「医療関係者」を繋ぎ、学習が継続できるようにコーディネートしています。また、双方向性の遠隔教育受講に必要な機器を無料で貸出してくれます。

長期療養生徒への支援は、まずその生徒の存在把握を教育委員会が行うかということが肝になります。そこで愛知県での長期病気療養中の高校生への教育支援について図2−7−1で説明します。

入院している高校生・保護者は、在籍校に教育継続の方法を相談します。相談を受けた在籍校では、生徒の状況や希望を確認し、長期療養生徒の発生を教育委員会に報告します。長期療養生徒の発生を把握した教育委員会は、特別支援学校の医教連携コーディネーターに依頼して、生徒が学習継続できるように、遠隔教育を受けるために必要な機器を貸し出したり、実施計画を作成します。医教連携コーディネーターは、「生徒」「保護者」「在籍校」「病院」等から相談を受け、入院中も学習が継続できるようコーディネートしてくれます。このように在籍校から教育委員会への報告の流れができていることにより、長期療養生徒への学習支援の取りこぼしが起きない仕組みになっています。

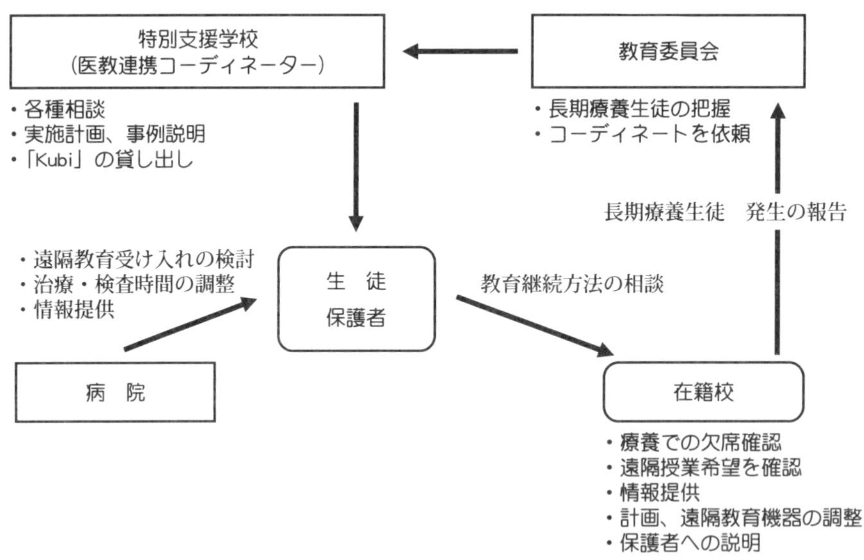

図2-7-1　在籍校から教育委員会への報告の流れ

引用文献

１）文部科学省（2013）長期入院児童生徒に対する教育支援に関する実態調査（平成25年度）

参考文献

小澤美和、栗本景介、その他３名（2022）高校教育とがん治療の両立のために長期療養中の高校生の希望に応える好事例集、令和１～３年度厚生労働科学研究費補助金がん対策推進総合研究事業「AYA世代がん患者に対する精神心理的支援プログラムおよび高校教育の提供方法の開発と実用化に関する研究」班（研究代表　堀部敬三）

土屋雅子、谷口明子、他４名（2022）高校生活とがん治療の両立のための教育サポートブック、令和１～３年度厚生労働科学研究費補助金（がん対策推進総合研究事業）「AYA世代がん患者に対する精神心理的支援プログラムおよび高校教育の提供方法の開発と実用化に関する研究」班（研究代表　堀部敬三）

第8節　復学支援会議の始め方、進め方

1．会議を始めてから、病棟で定着するまで

1）会議開催の契機と導入

これまで復学支援は、子どもが退院し、復学することがおおよそ決まったころに、退院時調整会議として行われていました。当初、調整会議と呼んでいましたが、現在では復学支援会議という名称が認知されてきています。筆者が初めてその会議に着手したのは2007年の頃で最初の会議の内容を事例として発表しています[1)]。ここでは復学支援会議が病棟で定例会議となるまでの経緯をあくまでも個人的体験として説明したいと思います。

当初、病棟では、そのような会議はあまりされておらず、おそらく個別に対応する程度だったのではないかと思われます。筆者がある患児と出会ったことがきっかけで、初めて会議を設定しました。患児は２年余り長期入院をしていたこともあり、家族ともども復学に不安を抱えていました。この最初の会議で実施したことは、まず、しっかりと患児・家族の希望を聴かせていただくことでした。小学５年生のＮさんは、あまり多くを語らないお子さんでしたので、紙面上に書いてもらうことにしました（資料２−８−１参照）。病気になった時の気持ちや今はどう思っているか、復学するにあたってどう思っているのか、何か困ったことが起きたときは誰に相談するのか等の質問項目です。Ｎさんの書いたものを見せてもらい、それに基づいて母親にも確認をしました。Ｎさんは「不安もある」けれど、学校に帰るのが「とても楽しみ」と書いていました。切実なＮさんの思いに応えることが、この会議の主眼となりました。

そこで続いて実施したことは、保護者、ここでは時々付き添っていた母親の気持ちを聴くことでした(資料２−８−２参照)。さらに院内学級の先生からも情報収集し、前籍校との連携等を尋ねましたが、あまり交流はない様子でした。これらの情報を含め復学支援会議で何を話し合うかを整理して、会議内容を紙面上に記述しました。なお、始める前に主治医や病棟看護師長等の許可を得て、協力を依頼しました（病院で承認済）。そのあと、主治医、看護師長、患児・家族、院内学級教員、本籍校に連絡して、支援会議の日程を決定しました。本籍校には学校長に電話して、会議の目的や内容等を説明し、できれば、管理者（学校長か、教頭）、復学するクラス

担任、養護教諭等の出席を求めました。保護者・主治医・看護師長・院内学級教員には会議内容を記載した会議次第（資料２−８−３参照）を事前に配布して協力を依頼しました。会議は院内学級で実施しました。

会議の司会は筆者が行いました。患児が小学生であることから、学校関係者や家族に病状の説明をするときに、患児が不在の状態が良いだろうとの判断で、途中から患児は参加するように設定しました。初回の復学支援会議でしたが、事前に質問したいことやお願いしたいことなどを整理していたので、会議は和やかな雰囲気でスムーズに進行できました。会議終了後、患児は担任の先生と病室に戻り話すことでさらに親近感も湧き、不安が軽減できたようでした。学校の先生方も子どもの様子がわかり、安心されて帰られました。また、院内学級の先生との話し合いもでき、連携の契機となったようです。退院までの復学に向けての準備は、このようにして整えていきました。その後、復学支援が必要な患児がいると主治医（病棟医局長）から、会議開催の要請が筆者に来るようになりました。これはこのような会議の効果を認められたからだと思いました。その後の情報収集は、筆者が行い、会議開催の日程調整は院内学級の先生が担当されました。院内学級の先生は、数回の会議の運営状況をみて、日程調整や会議の司会を申し出られ、担当していただくことになりました。院内学級の先生は、会議に参加するたびに、院内学級の教員としての役割の重要性を痛感し、この会議の遣り甲斐を感じたと話されていました。

２）会議が病棟に定着するまで

この会議は筆者の研究の一部として企画していたので、病院の病棟主体で実施していただくように病棟看護師長に申し入れを行いました。しかし、多忙であり、会議開催する時間や情報収集する時間がないなどの理由から、病棟側はすぐには受け入れる状況ではありませんでした。そこで、これまで実施してきた経緯、その効果と意義等について説明する資料を配布し理解を促すと同時に、病棟側のスタッフ一人ひとりの意見をアンケートにてお尋ねしました。そして、その結果をもとに、病棟医局長と看護師長と筆者の三者でどのようにしたら病棟主体で復学支援のための会議ができるようになるかについて、再三話し合いを行いました。その後、ようやく病棟主体で受け入れ体制ができて復学支援会議が実施されるようになりました。幸いにも現在では支援会議はシステム化されて継続的に行われています。

その後、ここ10数年の間に多くの病院で復学支援会議を実施した経緯や支援会議を実施して、復学が成功した報告がされるようになりました。しかし、必要性は認知されても、未だ、そのシステムがない病院では、実際どのように開始すればよいかわからないという方もおられるかもしれません。復学支援会議は、長期入院の子どもに限らず、短期間入院でも不安の強い患児や家族の場合、円滑な復学を支援するための重要な会議だと思います。

今回、病棟で定着して実施できるようになった理由として、復学支援の重要性を医師が理解してこの会議開催を後押してくださったこと、病棟の看護師長の理解と他のスタッフへの呼びかけなど協力頂き、スタッフの協力が得られたこと、院内学級の先生が復学支援の重要性と自らの立場を十分認識され、積極的に協力してくださったことなどがあります。また、医療スタッフとの信頼関係構築はもちろんのこと、保護者や患児との関係も良好であったことも考えられます。さらに、快く会議参加に応じて下さった地元校の先生方のご理解とご協力があったからだと思います。子どもに関わる全てのスタッフが患児・家族の思いを受け止め、質の高い医療、教育をしたいという熱意があったからだと思います。そして、復学支援会議開催の話を聞いた他の患者・家族が自分の復学に希望をもてるようになるなどの良い影響もあり、それが病棟の復学支援体制の整備にさらに拍車をかけたのではないかと思っています。

復学支援会議は、多忙な医療現場では多くの準備と時間を要するため、個人の努力で成立するものではありません。しかし、会議を開催したことでの患児・家族の満足感は高く、医療の質の向上に役立つと考えます。当初、多忙で病棟でできないと受けいれられなかった時には、私自身はとても残念で、どうしたものかと悩みました。しかし、患児・家族を笑顔にするという切実な思いで病棟の方々に、復学支援の意義、効果を説明したこと、看護師たちの多忙さを理解しつつ方法を一緒に考えるなどのプロセスを経たことで徐々に受け入れる方向に進んだのではないかと思います。

現在、まだ病棟で復学支援会議を実施していない、これから実施する予定であるとお考えの医療関係者、復学支援会議の出席を要請された学校関係の先生方や聞いたことはあるがよくわからないと思っておられる先生方、ご自分のお子さんが入院中である、あるいは退院間近であるなどの保護者やその関係者、看護学生さん等に参考になるようにいくつかの資料を提示します。

2．復学支援関係資料とその使い方

1）病棟で使う復学支援会議に向けた資料

資料2−8−1・2・3は退院に向けての復学支援会議を開催するまでの準備資料として作成しました。ここでは、患児や保護者の不安や希望、質問したいこと等を質問紙や直接聞き取るなどして、会議に必要な情報を収集します。医療者から情報提供の必要な事柄や現状で解決すべき内容を明確にして、支援会議で何を話し合うのか、事前の情報収集を漏れなく行い、整理しておくための資料です。資料2−8−4は転学等の手続きの資料の一例です。

⑴　子どもの情報収集資料

子どもの情報収集は子ども向けに平易な表現とした質問紙で「退院に向けて○さんに教えてもらいたいこと」（資料2−8−1）です。前述したように、子どもは年齢によっても異なりますが、直接対面で気持ちを聞かれてもうまく自分の気持ちを表現できないこともあるため、質問紙の様式をとっています。全てに振り仮名をつけていますので、小学中学年以降は、読めるように作成しています。しかし、子どもによってよくわからないという場合は、保護者とともに読んでもらい、自分の気持ちに一番近いところにチェックしてもらったり、保護者に代弁して書いてもらうなどして使います。小学高学年以降は、思春期にも入るため、子ども自身の意見を尊重できるように、本人が「自分で書く」という場合は、本人に任せ、少し不安げな子どもの場合は、保護者とともに記入してもらいます。時に質問欄が（記述式の部分等）空白になっているときは、看護師が確認するとよいでしょう。質問の意図がわからず回答しなかったのか、回答の表現に困ったのか、適切な表現があれば記入できるのか、面倒くさかったのか等確認する必要があります。時に保護者との意見が異なることもあります。「質問３の学校生活、（６）担任の先生以外で病気についてあらかじめわかっておいてほしい人がいますか？」の回答で、例えば本人はクラスメイトも選択しても、保護者が反対していることもあります。そういう場合、調整が必要となります。この資料はあくまでも情報収集なので、このような親子の意見の不一致を早期に発見し、できれば会議前に調整しておくことも必要になります。しかし、事前にできない場合は、会議の席では、「質問（７）病気に関係することについて、どこまで知っておいてほしいですか？」も含めて告知について、様々な方々の意見を出して、最終的に本人が納得できるような結果になるように導く必要があります。また、「質問（９）病気のことでからかわれたり、嫌なことを言われた時にどのようにしますか？」の選択肢に「誰にも言わず､黙っている」とチェックした場合は、そう思う理由も合わせて、聞ける範囲で聞いておくとよいでしょう。そして、患児が学校生活を安心して過ごせるように保護者や教員と情報を共有し、皆で患児を支援しようと思っていることを伝えることがとても重要となります。困ったときには、信頼して相談していいよというメッセージをしっかりと伝えるようにしましょう。会議では、患児の気持ちを会議参加メンバーの皆が共有して理解できるように、患児の同意のもとで調整者がその情報を公表していくことも適宜必要です。

⑵　保護者の情報収集資料

保護者は保護者向け情報収集様式「退院に向けて保護者（お母さん）へお伺いしたいこと」（資料２−８−２）で行います。この用紙を資料として保護者に配布し、この項目に沿って、聞き取りをしていきます。保護者にまず確認しておきたいことは、質問１（患児の病識と周囲への告知の意向)、質問２（きょうだいを含めた周囲への説明内容)についてです。そして､退院後の具体的な学校での様々な過ごし方、自宅での生活、今後の治療、リハビリ、体調が悪い時の対応等について、どのような意向を持っているかを尋ねていきます。保護者自身が退院後の生活がイメージできていない場合もあるため、一つひとつ確認しながら、わからない点を会議で検討し、少しでも復学後の不安が軽減するようにしていきます。

⑶　復学支援会議開催要領

前述した情報をもとに、「復学支援会議開催要領」（資料２−８−３）に沿って当日の会議を実施していきます。時間は当初40分以上かかることもありましたが、なるべく短時間で終了できるように効率的に行う必要があります。

復学支援会議は主に退院時に行われることが多いため、上記資料は退院時支援会議の様式となっています。しかし、復学支援会議は、必要に応じて入院時、入院中、退院後外来通院中等の時期でも開催されるのが望ましいです。したがって、この資料を参考に、他の時期に対応できるような資料を、それぞれの病棟の事情に合わせて作成されるとよいでしょう。これらの資料と合わせて、後述する筆者らが作成した、「がんのこどもを理解するためのパンフレット（子ども用、学校の先生方向け、保護者向け)」（第３章第１節）も参考にしていただければ幸いです。

2）院内学級への転校・転出関係資料

これは子どもが入院して院内学級に入級するまでの病棟側の手続きと、退院後の地元校への手続き、双方の学校の転校（転校、転出）及び特別支援学校への転校の手続きの一例です。ここでは患児の受け持ち担当看護師が院内学級に転校（転入・転出）、あるいは訪問教室に転校（転校・転出）するまでの一つひとつのプロセスに項目を設定し、手続きに漏れがないように病棟看護師長と担当看護師の両方でチェックして確認する様式となっています。地域、自治体によって手続きも異なってくる可能性があるので、この様式を使う時には、当該地域の手続きの方法を確認して、病棟独自の手続き書類の作成をしましょう。

3．その他公表されている復学支援のための参考資料

参考資料には全国では多くの独自の資料が作成されていると思われますが、そのうちの２つを紹介します。岐阜県では自治体として独自に作成された復学支援パンフレットがあります。それは「岐阜県特別支援教育NET」に公開されており、教育委員会との連携のもと、具体的な病院や学校等の連絡先、問い合わせ先も記載されていますので、地域に密着した資料としてとても参考になります[2)]。

また、がん拠点病院の設置に伴い、相談窓口を設け、相談員が就学に向け対応できるようにするために、専門的な相談員養成のために、同時に広く普及をはかるため、独立行政法人国立がん研究センターがん対策情報センターが編集・発行した「がん専門相談員のための小児がん就学の相談対応の手引き」があります。これは2014年７月に第１版が出されたのち、更新公開されており、具体的な質問と回答なども掲載され、とても参考になると思います[3)]。

以上はあくまでも病棟の看護師を中心とした医療者側が設定した場合の方法です。最近では、院内学級の教員、特別支援学校（学級）担当教員が行った復学支援会議の経過を報告した文献も散見されます。しかし、進め方や手順が多少変わっても、患児・家族の意見を尊重し、復学およびその後の日常生活に少しでも不安がないように支援するというポイントは同じだと思います。

一方、復学支援会議について、あまり理解されておらず、患児・家族、学校関係者が出席に同意されない場合もあるでしょう。しかし、その場合は、支援会議の必要性（目的）と方法、対象の方々にどのような協力が必要なのか等を丁寧に説明し、理解を深めるために働きかける必要があります。復学支援会議が不要な事例はほと

んどないと思いますが、万が一、患児・家族が不同意の場合、保健・医療・福祉・教育に携わる専門職の方々は、不同意の理由を丁寧に聞き取り、不安があればその不安を取り除きながらその必要性を説明をしていく必要があると思います。物理的、時間的制約については、最大限工夫していく必要があるでしょう。

引用文献

１）大見サキエ、宮城島恭子、他５名（2010）：ALLで骨髄移植後再三の退院延期を余儀なくされた小学生の復学支援－初めて介入した調整会議が有効であった事例の検討－、小児がん看護、５巻、78-89.

２）岐阜県教育委員会　長期入院児童生徒のための復学支援マニュアル
https://www.pref.gifu.lg.jp/site/edu/19523.html（2023.7.29閲覧）

３）国立がん研究センター　がん情報サービス　小児がん患者就学支援
https://ganjoho.jp/med_pro/consultation/education/index.html（2023.7.29閲覧）

資料2-8-1　退院に向けて子ども向け質問紙

退院に向けて○○ちゃん（くん）に教えてもらいたいこと

退院する前に、ちゃん（くん）が、退院した後の生活を安心して送れるように、＿＿（いつ頃）、お医者さんや、看護師さん、（院内学級の先生の名前）先生、担任の先生、保育士さんなど、みんなで話し合いをします。その前に＿＿＿＿ちゃん（くん）について、もう少し知りたいと思っていくつか教えて欲しいことを質問させてください。当てはまるものに○、（　　）には＿＿＿＿ちゃん（くん）が思ったことを書いてください。わかりにくい所は後でお話しして一緒に確認するので、とばしてもいいです。

質問１　今の病気や体の具合について教えてください

⑴病気になって、治療をするときお医者さんからはどのように説明されたか覚えていることを教えてください。

①病気の名前はなんといわれましたか？（　　　　　　　　　　　　　　　）

②病気のことをどんなふうにいわれましたか？（　　　　　　　　　　　　）

③どんな治療をしてどのような副作用があるとききましたか？（　　　　　）

⑵お医者さんから説明を受けたときどのように思いましたか？○をつけてください。

①とてもびっくりした　②すこしびっくりした　③あまりびっくりしなかった

④ぜんぜんびっくりしなかった

⑶今のからだの調子について、どう思っていますか？

質問２　今の生活、退院後の生活についての質問です。

⑴食事について退院にむけてどのように考えてますか？当てはまるものに○をつけてください。

①体力をつけるために栄養をとる必要がある

②栄養のあるものを食べる必要があると思うが、食べたくない

③食べたいものを食べればよい

④特に何も考えていない

⑤わからない

⑵風邪などひかないようにどんなことに気をつけようと考えていますか？

（　　　　　　　　　　　　　　　　　　　　　　　　　　　　　　　　　）

⑶体力、筋力をつけるためにどんなことに気をつけようと考えていますか？

（　　　　　　　　　　　　　　　　　　　　　　　　　　　　　　　　　）

質問３　学校生活についての質問です。

⑴学校は楽しみですか？当てはまるものに○をしてください。

①すごく楽しみ　②少し楽しみ　③少し不安　④とても不安　⑤特になにも思わない

⑵どのような事が楽しみですか？（　　　　　　　　　　　　　　　　　　）

⑶どのようなことが不安ですか？（　　　　　　　　　　　　　　　　　　）

⑷勉強のことで何か心配なことはありますか？（　　　　　　　　　　　　　　　　　　　　　）

⑸仲のいい友達は何人くらいいますか？（　　　　　　　　　　　　　　　　　　　　　　　　）

⑹担任の先生以外で病気についてわかっておいてほしい人がいますか？
当てはまるものすべてに○をしてください。その他誰かいれば書いてください。

・ 保健室の先生
・ 他の学年の先生
・ クラスメイト
・ その他（　　　　　　　　　　　　　　　　　　　　　　　　　　　　　　　　　　　　）

⑺また、病気に関係することについてどこまで知っておいてほしいですか？
当てはまるものすべてに○をしてください。その他知られたくないことなどあれば書いてください。

・ 病気の名前
・ 薬の副作用で見た目が変化したこと（脱毛、やせ、ひふの変色など）
・ 体力が低下したこと
・ 薬を飲んでいること
・ はじめは疲れやすいので授業、行事、お当番に参加できないこともあること
・ その他（　　　　　　　　　　　　　　　　　　　　　　　　　　　　　　　　　　　）

⑻授業中疲れたり、気分が悪くなったらどうしますか？
（　　　）

⑼もし、クラスメイトや他の生徒に病気のことでからかわれたり、嫌なことを言われたときどのようにしますか？当てはまるものすべてに○をしてください。その他なにかあれば書いてください。

・ 言い返す
・ 担任の先生に言う
・ 友達に言う
・ 家族に言う
・ 誰にも言わずだまっている
・ その他（　　　　　　　　　　　　　　　　　　　　　　　　　　　　　　　　　　）

⑽学校での生活がつらくなったり、行きたくないと思ったら誰に相談しますか？当てはまるものすべてに○をしてください。その他誰かいれば書いてください。

・ 家族
・ 友達
・ 担任の先生
・ その他（　　　　　　　　　　　　　　　　　　　　　　　　　　　　　　　　　　）

⑾その他、家族、学校の先生に何か希望することはありますか？
（　　　）

資料2-8-2　保護者情報収集様式

退院に向けて保護者の（お母さん）へお伺いしたいこと

１．本人へは病気のことをどのように説明し、本人はどのように理解していますか？
きょうだいや学校関係者、クラスメイトにどのように説明したいか、知らせたいか、本人とはなしあいましたか？

２．病気の説明について

1）きょうだいや学校の先生、クラスメイトへはどのように説明していますか？
その他周囲（親戚や近所の人など）の反応はどうですか？
（きょうだい：　　　　　　　　　　　　　　　　　　　　　　　　　　　　　）
（教員：　　　　　　　　　　　　　　　　　　　　　　　　　　　　　　　　）
（クラスメイト：　　　　　　　　　　　　　　　　　　　　　　　　　　　　）
（その他周囲：　　　　　　　　　　　　　　　　　　　　　　　　　　　　　）

2）病気の説明は誰にどこまで、どのように伝えたいと考えていますか？
（きょうだい：　　　　　　　　　　　　　　　　　　　　　　　　　　　　　）
（教員：　　　　　　　　　　　　　　　　　　　　　　　　　　　　　　　　）
（クラスメイト：　　　　　　　　　　　　　　　　　　　　　　　　　　　　）
（その他周囲：　　　　　　　　　　　　　　　　　　　　　　　　　　　　　）

３．学校生活について

1）これまで学校との連絡はどのようにしていましたか？

2）お子さんとクラスメイトとの現在の連絡状況はどうですか？

3）友人関係
・仲の良い友達は何人ぐらいいますか？
・友達には病気のことをどのように説明しますか？すでに説明済みであれば、どのように説明し、理解して協力してくれる人がいますか？

4）登下校
・登下校にかかる時間はどのくらいですか？
・登下校の手段は何ですか？送り迎えはどうしますか？

5）教室の位置と移動、保健室の利用
・教室は何階にありますか？　確認しておきましょう（学校に確認しておく）
・教室やトイレなど移動時は時間がかかり、困りそうですか？
・保健室は何階にありますか？教室からの距離はどのくらいですか？
・何か心配なことがありますか？

6）授業の参加
・（血液腫瘍患児の場合）最初は１時間ずつ登校して、体力に合わせて少しずつ増やしていきましょう
・送迎はどうされたいですか？学校での家族の付き添い（一時待機）をされますか？
・体育は１日通して登校できるようになったら始めましょう。（医師の指示に従う）
・水泳については、外来で医師に相談しながら参加しましょう。（医師の指示に従う）
・重たい教科書などを運んだりするのは大変なので、最初は無理せず友達やクラスメイ

トに手伝ってもらいましょう
・学校側にお願いしたいこと、聞いておきたいことはありますか
何か心配なことがありますか？
7）行事
・遠足や修学旅行など行事の参加は外来で相談しながら行いましょう。今後の行事で具体的に日程が分かるものがあれば教えてください。
何か心配なことがありますか？
8）当番、部活について
・生き物係など、動物のお世話をするのは良いですが、動物のフンは触らないようにしてください動物に触ったら必ず手を洗いましょう
・給食当番
・卒業に向けての準備（写真等）、
・お掃除当番について、
・部活について
何か心配なことがありますか？
9）内服
・退院後も飲み薬を続けます。お昼分のお薬がある場合、どのように管理しようと考えていますか？（本人管理、担任、養護教諭、職員室、その他）
・学校側に聞きたいことやお願いしたいことはありますか？

4．自宅での生活について

1）食生活
・食事制限はないので、水道水も飲んで構いません。
・外食・給食・調理実習もよいです。
何か心配なことがありますか？
2）清潔（感染予防）
・外から帰ったら手洗い、うがいをしましょう。
・基本的にマスクはしなくて良いですが、風邪が流行っている時などはマスクをしましょう
・水ぼうそう・はしか・インフルエンザなどの感染症との接触があった場合は、外来に連絡して下さい。
・学校で感染者が出た場合の対処については、相談しておきましょう。
何か心配なことがありますか？
3）睡眠
何か心配なことがありますか？

5．治療、薬の副作用について

・今後も外来で検査や治療を行っていきます　受診のために学校を早退したり休んだりすることがあります
・副作用による脱毛についての対応はどのように考えていますか？
例：帽子やバンダナをかぶる、カツラを購入する等
何か心配なことがありますか？

6．体力の低下、体力強化のためのリハビリについて

・まずは1階分の階段の上り下りから、少しずつ休み休み上りましょう。
体調に合わせてだんだん体を動かすようにしていきましょう
何か心配なことがありますか？

7．体調がすぐれない、風邪を引いた時などは病院を受診して下さい

1）予防接種等についても外来でご相談下さい

2）けがをした場合はまずかかりつけ医に受診し、その結果で病院に受診が必要かどうか判断してもらって下さい

8．その他に何でも構わないので不安なことがあれば記入してください

ご協力ありがとうございました

資料2-8-3　復学支援会議開催要領

復学支援会議開催要領

1．出席者（例）

ご両親、(患児)、主治医、 病棟看護師長、担当看護師、PT・OT 等の医療者、MSW・保育士・CLS、心理士等福祉職、院内学級教員、地元の学校の教員（学校長等の管理職、担任、養護教諭、特別支援教育コーディネーター等）

2．司会者の役割

当日の復学支援会議には会議を企画した人が、司会者となって会議を運営する。

司会者が参加者の出席を労い、そのあと、司会者から各出席者を紹介する。

会議の目的や会議内容を（資料配布）説明し、以下の議題に入る。

会議の目的：お子様、ご家族、医師や看護師、院内学級の先生、担任の先生などで、これからの自宅での生活・学校生活を安心して過ごすことが出来るようにするための話し合いの場であることを説明する。（保護者や患児の事前に聴取した情報を十分に反映して活発な意見交換ができるように支援する、保護者等が発言しにくい場合、代弁する）

3．会議内容

1）主治医からの説明、今後の生活についての留意点やお願い

・入院中の経過（必要時、病気のことも）

・今後の治療や外来受診のこと、生活上の制限等について

2）学校に復学するに当たり学校生活で心配なことやお願いしたいこと

適宜、保護者（患児）や学校関係者に意見を聞きながら、進めていく。

①病気についての説明

・クラスメイトへの説明（同学年の他のクラスの子ども、きょうだいやきょうだいの学年）

・教員会議での説明内容（担任・養護教諭への説明、他の先生方への説明）

②登下校について（送迎の方法）

③教室、保健室の位置、移動教室

④体育、クラブ活動、学校行事（修学旅行、運動会など具体的な日程も含む）への参加

⑤クラスの当番や委員会の活動

⑥食べ物（給食、調理実習）

⑦内服（有無、管理方法、内服場所）

⑧基本的な生活習慣について（睡眠、清潔、外出、習い事、ペット）

⑨感染症流行時の対応（風邪、インフルエンザ、水痘、はしか、おたふく等）

⑩体調不良や怪我をしたとき、嫌なことを言われたりした時の対応（誰に相談するか、周

囲がどうフォローしていくのか)

⑪学校生活における注意点・確認事項（給食や体育、アレルギー発生時の対応等)、お願いしたいこと等

3）院内学級での様子（得意な科目)、学習の進行状況と転籍後の成績担当について（院内学級担任、地元校の担任）等

4）病棟での様子（病棟師長、担当看護師、MSWや保育士・CLS等から）

5）本人、家族から学校への要望・質問

6）学校側からの質問、提案（復学支援計画案が作成されている場合）についての検討

7）その他気になっていることや疑問に思っていることなど

4．司会者は、会議終了時は、皆さんの会議参加についてお礼を述べ、今後何かあれば病棟あるいは外来に連絡をしていただくように伝え、連絡先を伝える。

資料2-8-4　転校・転出手続き例

院内学級転校手続き(小学生)例:H 小学校分校

【転校(転入)手続き】 対象者:1 か月以上の入院期間を要するケース

患者氏名	ID		年齢　歳
小学校	年　組	校長氏名	担任氏名

※地元校の学校名、学年、組、校長氏名、担任氏名を入院申込書にも記載する

手続き	日付	看護師長サイン	日付	受持ちサイン
1. 対象が入院した場合、速やかに主治医、看護師長または主任へ報告する				
2. 本人・家族へ院内学級を紹介し、患児・家族の了解を得る				
3. 主治医に相談し入級の時期を決める				
4. 院内学級の教諭、医療保育士に入級者氏名を伝える				
5. 主治医に長期入院を要する旨の**学習許可証**[1]の記載を依頼する				
6. 家族に**入級のしおり**[2]を用いて院内学級の概要を説明する				
7. 長期入院となるため院内学級に入級する旨を、看護師長が地元校へ連絡する ①長期入院をする事と地元校校長から H 小学校校長へ転入依頼をすることを電話連絡してもらうよう説明する ②入級後の初期多職種カンファレンスへの出席を依頼する				
8. 家族に**区域外就学願出書**[3]の書き方を説明し、必要事項を記入してもらう				
9. 院内学級の教諭に入級予定者の簡単なプロフィールを説明し、**区域外就学願出書**の教諭欄にサインと印をもらう				
10. 家族に**学習許可証**と**区域外就学願出書**をB市役所の教育委員会へ提出して頂くよう説明する(土日祝日は休み)				

[1]電子カルテ内にある文書フォーマットをダウンロードし出力する。 医師記載後、受持ち看護師が電子カルテ内にスキャナ取り込みする。

[2]毎年小学校より発行されるもの

[3]B市教育委員会の書類(コピー)あり

※手続き完了までに数日を要するが、体調等本人が登校可能であれば仮入級(出席)できる

【転校(転出)の手続き】

手続き	日付	看護師長サイン	日付	受持ちサイン
1. 転校(転出)の予定が立ったら、速やかに看護師長へ報告する				
2. 院内学級の教諭および医療保育士にも転校(転出)の旨を伝える				
3. 主治医に**退院連絡票**[4]を記載してもらう				
4. 家族に**区域外就学退学願出書**[5]を記載して頂くことと、**退院連絡票**と一緒にB市役所の教育委員会へ提出(退院日の 2~3 日前)して頂くことを説明する				
5. 看護師長が地元校へ転校(転出)の予定日・登校予定日を連絡する				
6. 受持ち看護師は退院前多職種カンファレンスができるように、家族・地元校担任・院内学級教諭・主治医・看護師長・受持ち看護師・医療保育士・心理士・MSW等の日程の調整を図り、カンファレンスを実施する				

[4]B市教育委員会の書類(コピー)あり

[5]電子カルテ内にある文書フォーマットをダウンロードし出力する。医師記載後、受持ち看護師が電子カルテ内にスキャナ取り込みする。

※他院へ転院する場合は、一旦地元校へ籍を戻し、転院先の病院から改めて転校手続きをとってもらう旨を看護師長より家族へ説明する

院内学級転校手続き（中学生）：特別支援学校　訪問教室

【転校（転入）手続き】 対象者：1 か月以上の入院期間を要するケース

患者氏名	ID		年齢　　　歳
中学校	年　組	校長氏名	担任氏名

※地元校の学校名、学年、組、校長氏名、担任氏名を入院申込書にも記載する

手続き	日付	看護師長サイン	日付	受持ちサイン
1. 対象が入院した場合、速やかに主治医、看護師長または主任へ報告する				
2. 本人・家族へ院内の訪問教室を紹介し、転校の意思を確認する				
3. 特別支援学校に入級予定者がいることを連絡し、簡単なプロフィールを説明する				
4. 特別支援学校の教諭と本人・家族の教育相談[1]の日程調整をする				
5. 主治医に長期入院を要する旨の**学習許可証**[2]の記載を依頼する				
6. 家族に**入級のしおり**[3]を用いて院内学級の概要を説明する				

[1]地元校での学習進行状況を確認し、訪問教室の曜日・時間等の調整を図る

[2]電子カルテ内にある文書フォーマットをダウンロードし出力する。医師記載後、受持ち看護師が電子カルテ内にスキャナ取り込みする。

[3]特別支援学校より発行されるもの

※特別支援学校より必要書類の提示があり、家族に説明がある

※地元校より各市町村教育委員会に書類が提出され、審査が行われる

※書類審査終了後、就学通知が特別支援学校に届き、転校（転入）手続きが完了する

※転校（転入）手続き完了までに 2 週間前後を要し、転校（転入）手続き完了の連絡があってから授業開始となる

※訪問教室であるため、他に同学年の生徒がいても同室での授業は行わず、個別指導となる

【転校（転出）の手続き】

手続き	日付	看護師長サイン	日付	受持ちサイン
1. 転校（転出）の予定が立ったら、速やかに看護師長へ報告する				
2. 特別支援学校へ退院予定を連絡する（学校より手続きに必要な書類が届く）				

学校の住所・連絡先

〒○○○-○○○○　　○○市○○町○○　○-○○

TEL（○○○○）○○-○○○○　fax（○○○○）○○-○○○○

※体調不良等で授業を欠席する場合は、受持ち看護師または担当看護師が、当日の朝 8 時 30 分までに学校へ連絡する。

第3章

復学支援の充実に向けて

第1節　筆者らの復学支援の取り組み

1．学校関係者等対象の研修会および復学支援会議の開催

2005年頃、教育機関における復学支援の実態調査の結果から、教員に対する啓発活動が重要と考え、一般の教員、養護教諭、特別支援コーディネーター、管理職、病院医療職（主に看護師）等を対象に、あるいは学校単位の研修会を次々と実施してきました。また、教員資格更新研修会（現在は研修会は廃止）でも同様の内容を数年実施してきました。ここでの研修会は筆者らのみでなく、医療機関の小児科医師や看護師、院内学級教員と連携しながら実施したものや、県や市から招聘され単独で講演を行ったものなどありました。特にＡ市においては、10年もの間実施し、医師は継続して担当し、院内学級教員や看護師長は勤務交替があり、それぞれ二代・三代にわたり担当しました。研修会では、「小児がんの理解」、「がんの子どもとその家族（両親・同胞・祖父母等）の理解」、「復学支援の必要性と方法」「院内学級の見学、院内学級の理解」等について、医師、看護師長、筆者が分担して話しました。また、実際困っている教員がいたため、座談会形式で、どのような対応が「できるのか、どうしたらよいか」話し合いました。少なくとも「対応をどうしていこうか、困っていたけれど少し方法がわかり安心しました」と教員は安堵した表情で帰宅されました。いずれも研修会を受講したことで病気の子どもと家族への理解と復学支援の必要性、小児がんに限らずどんな子どもでも一般的に対応すべき配慮事項であるという認識に変化しており、研修会の効果を実感しました。前述したように、小児がんの子どもに関わる機会が少ないため、一般の教員は生涯、がんの子どもに対応するという体験はしないだろうと思っているようでしたが、一旦、担当すると誰もが困惑して狼狽するに違いありません。このような研修の機会は教員の不安を解消する場となっていました。しかし、その後、教員に向けた小児がんに関する研修会を開催したという報告はほとんどありません。現在、がん拠点病院では、どこでも相談窓口が設置されているため、少なくともこのような相談に応じる場として機能していることと思っています。

当時、復学支援について教員の認知度は、低かったように思いますが、前述した（第1章：法的根拠）ように、平成19（2007）年4月1日に学校教育法の一部改正後、特別支援教育が推進され、教員にも専門性を求め特別支援学校教員免許状と改めら

れたことから一気に認知度は高くなりました。2018年度には、院内学級教員を対象に医療者の視点からという前提で復学支援に関する研修会を行いました。研修会後、院内学級の教員はほぼ一人配置の場合が多いため、課題があると悩みを語っていました。特に新任の教員は戸惑うことも多いだろうと推測でき、院内学級の教員同士の交流や連携の重要性がわかりました。

通常学級に様々な特別に配慮の必要な子どもたちが在籍するようになったため、通常学級の教員もこれら特別に配慮の必要な子どもに対応する知識やスキルを身につけておく必要性が高まっており、啓発のための研修会はより多く開催される必要があるでしょう。しかし、一方では、教員の時間は限られているため、効率的で濃密な研修会の企画が求められていると思います。

また、研修会開催と同じ頃、復学支援会議を開催し、あることに気づきました。筆者は研修会では教員の当事者理解に重きを置いていましたが、効果的にするためには、周囲の児童・生徒や教員の現状を理解し、教員の理解をさらに促進するための支援が重要であると思い至りました。そこで、筆者らは、研修会で得た情報をもとに、支援を推進するために、絵本やパンフレット（児童向け、保護者向け、教員向け）を作成しました。特に児童向けパンフレットは復学支援会議で活用して、子どもや家族、関係者に意見を聞いたりしながら、何度か修正を繰り返し、現在の内容に完成しました。児童向けパンフレットは、教員から「どのように周囲の児童に説明すればいいか、わからなかったが、このパンフレットでイメージがついた。これを使わせてもらいたい」との申し出が多数ありました。また、復学支援会議後、がんで入院していた子どもと母親の要望で、筆者と母親が学校に出向き、教員全体に子どもの理解と配慮について説明する「学校訪問」も実施しました[1)]。

以上のような活動は、前述したアメリカの施設視察から学んだ支援をモデルに実施したいわゆる復学支援プログラムだったといえるでしょう。

復学支援会議は、当事者である子どもと家族が安心して療養し、復学できるように支援するための会議です。会議には病棟で関連ある職種が集合し、連携し、情報を共有し当事者のために専門的な支援を提供するものです。筆者は2010年頃に退院後、病棟、学校をつなぐ役割としてMSWに協力を要請しましたが、「成人の退院支援で精一杯で、子どものための支援はできない」と断られたことがあります。当時は、退院支援が始まったばかりで、子ども対象の活動は難しかったのでしょう。現状では復学支援会議の認知度も高まり、支援会議にMSWが参加する医療機関が増えてきています。

２．復学支援ツールの活用と広報

１）復学支援ツールの作成

復学支援ツールは順次作成し、現在では６種類となっています（表３-１-１）。

(1)　絵本

絵本は①②の２種類です。最初の絵本のモデルになったのは、前述したNYでの病院視察でいただいた、がんの子どもとそのクラスメイト向けの教育のための復学支援プログラムの資料の一つで「Jessie（James）Bounces Back Back to the School」[2)]という女児用・男児用の絵本です。それを日本の入院している子どもの状況に合わせて作成しました。当初、主人公が復学して学校で生活している状況までを含めた絵本にしようと計画していましたが、分量が多いと伝えたい内容が漠然としてしまうと絵本作家からの助言をいただき、「学校に戻るまで」とし、続いて、復学後の問題に対処しながら、逞しく生きている主人公を描いた「復学してから」の２番目の絵本となりました。ここでの内容は実際関わった復学した患児・家族の方々の状況を反映した内容です。

絵本①の『おかえり！めいちゃん』[3)]は、白血病と診断された小学２年生の主人公の入院から退院、復学までの日常生活の状況、検査･治療･副作用等辛いけど頑張っている姿、学校の先生の面会やお友達の手紙の励ましが喜びであること、退院はう

表3-1-1　復学支援ツール

種類	名称あるいは内容
①　絵本	『おかえり！めいちゃん　－白血病とたたかった子どもが学校にもどるまで』
②　絵本	『かがやけ！めいちゃん　－白血病とたたかった子どもが復学してから－』
③　児童用パンフレット	学校にかえってくるおともだちをよく知ってもらうために－みなさんへのおねがい－
④　教職員用パンフレット	子どもが入院した時、退院する時に学校の先生にお願いしたいこと
⑤　保護者用パンフレット	子どもが入院した時に保護者の方々に知ってもらいたいこと
⑥　インタビュー動画	がんの子どもをもつ母親と支援者の語り
⑦　インタビュー動画	がんを経験した子どもの語り

れしいけれど、クラスメイトに受け入れられるか復学に不安なことなど心の動きを描いています。この絵本を読んだ人が、がんを経験した子どもを理解し、支援を考えるきっかけになることを願って作成しています。

絵本②の『かがやけ！めいちゃん』[4)]は、病気を乗り越え退院した主人公が、元の小学校に復学したものの、学校生活に徐々に慣れていく過程の中で、体力低下や行事の参加等に関する葛藤、容姿の変化に対応する周囲の反応等様々な困難に遭遇しますが、外来で治療を継続しながら心身ともに成長していく様子を描いています。そして、感染予防のための配慮等も描いており、復学後のがんの子どもの気持ちや状態を理解し、支援するためのヒントを提示しています。

(2)　パンフレット

パンフレットは③④⑤の３種類です。③児童用パンフレットは、実際の復学する子どもの意見を取り入れながら作成しました。④教職員用パンフレットは、調査で明らかとなった教員の声を反映し、教員にとってどういうパンフレットが手元にあれば、不安なく患児・家族に対応でき、学校の体制を構築できるかという視点で作成しました。保護者や医療機関との連携、きょうだい支援も含めました。⑤保護者用のパンフレットは、保護者の声を反映した内容で、診断時何も手につかないであろう保護者がまず、何をしたらよいのかを始めに、順次落ち着いてから、学校や医療者とどのような意見交換をして、協力を要請するかなどを考慮して作成しています。

(3)　インタビュー動画

インタビュー動画は⑥⑦の２種類で、少しでも小児がんの子どもの理解と復学支援に役立ててもらいたいとの願いからYouTubeチャンネルを設定し[5)]、動画を作成しました。

これらの動画は医療者からの勧めで入院している親子や退院後の親子に視聴していただいており、子どもの病名や治療経過にもよりますが、将来への見通しが分かったという保護者もいます。

〔動画⑥：がんの子どもをもつ母親と支援者の語り〕

最初に作成した動画⑥は、復学支援サイト「スクリエ」[6)]にUPしており、復学支援に携わる方々が、それぞれの立場から、自らの経験を踏まえてお話ししてくださっています。小児がんのお子さんをお持ちの保護者（２名）や復学支援されてきた学校の先生（１名）、院内学級の先生（１名）、復学支援を視野に入れて治療を推進してこられた医師（２名）、学習支援活動に従事しているNPO法人代表者（１名）と４つの立場から構成し、合計７本の動画構成となっています。退院直後の子どもは体力や免疫力が戻っておらず、心の準備も十分でないため、特別な配慮が必要です。このような復学後の配慮事項や病気・治療の事、病気の告知をした時の子どもの様子について、医師が分かりやすく説明されています。 保護者の方々には、闘病中に心掛けていた事、配慮してもらい嬉しかったエピソードを語っていただいています。感染しやすい状態の子どもをどのように守るのか、病気と向き合うための工夫や知恵を知ることが出来ます。地元の学校の担任や院内学級の担任、学習支援のNPO法人の方々が、どのような気持ちで支援しているのかなど、細やかな心遣いを教えてくださっています。

〔動画⑦：がんを経験した子どもの語り〕

続いて作成した動画⑦[5)]はがんと闘い、治療を乗り越え、現在は学校生活を送っている「経験者」の子ども達に、体験談や本音を語ってもらいました。子ども本人の貴重な体験談によって、通っている学校の先生、その他関わる方々に、経験者の色々な気持ちを知る機会にもなり、経験者をより深く理解することができます。また、これからがんと闘うまたは闘っている本人、その家族、友人など経験者にとってどのようなことが心の支えになり、どうすれば良いか等を知るきっかけにもなります。

がん経験者と接することは身近なことであり、支援をするのではなくお互いに助け合い学びあう関係になってほしいと思い、この動画を作成しました[7)]。これらの動画の活用の実際と効果については、後述します（第３章第３節４参照）。

２）復学支援ツールの活用状況

復学支援ツール（絵本とパンフレット）がどのように活用されているのか、活用の実態を調査しました[8)]。調査対象はパンフレット等の送付を依頼された施設の医療者や学校関係者、保護者会の一部の方々で、結果の概略を説明します。

まず、絵本については、看護師、保護者、患者会代表、教諭、図書館司書、大学教員の方々等が活用して下さっており、「患児の不安について理解につながった」、「復学時のイメージがついた」等その効果を実感していました。絵本は大学生の講義や教員の研修会等でも活用され、復学支援の教育に使用されていました。パンフレットについては、看護師、CLS、院内学級教諭等が活用しており、カンファレンスで配布することで「復学の経過のイメージ作り」、「周囲への説明」、「情報共有」等に活用し役立っていることがわかりました。カンファレンスでは出席した学校関係者に配布すると追加して希望される先生方もおられたとのことでした。概ね絵本やパンフレットは各部署の担当者が必要時提示、配布などして活用し、作成した目的を十分果たしていることがわかりました。しかし、一方で事例によって活用しにくいという意見や、社会資源である「特別支援教育就学奨励費の制度」[9)]等の記載も欲しいなどの意見もあり、改善と事例に応じた活用方法の検討が必要であることもわかりました。今後、活用を広報していく必要性がわかりました。

3）ツールを活用した復学支援の基本的内容

これまで復学支援ツールを活用し、支援をしてきた結果を踏まえ、入院から復学後の時期に沿った復学支援の基本的内容の概要を示します（表3－1－2）。これは、プロセスに該当する時期の支援活動の基本的内容と活用できる復学支援ツールの種類を記載したものです。きめ細やかでより具体的行動レベルがイメージできるように、個々の事例についてはさらに詳細を検討し、具体的な支援の方法を検討していく必要があります。そして、支援内容に沿ってそれぞれのプログラムを作成していく必要があるでしょう。

表3-1-2　復学支援の基本的内容と活用ツール

時　期	支援の基本的内容	活用ツール
入院時	・病気を正しく理解するための支援（患児・家族、教員等学校関係者）	①③⑥⑦
	・家族が見通しを持って行動できるような支援（家族関係調整、きょうだい・周囲への病気説明、生活支援）	⑤⑥
	・教員が見通しを持って行動できるような支援（患児・保護者との連携、医療者との連携、学校内外転学等の連携）	④⑥⑦
	・子どもと保護者への心理的支援	①⑤⑥⑦
入院中	・子どもとのつながり維持（ICT活用、面会、手紙や資料届ける等）	①④⑦
	・きょうだい支援を意識して保護者と連携する	④⑤
退院前	・医療者はカンファレンスを開催する準備をする（情報収集）	②④⑤⑥
	・患児・家族、学校関係者がカンファレンスに参加し、以後の生活の見通しが持てるようにする（質疑応答、留意事項の確認、多職種連携）	③④⑤⑥
	・教員は学校での受け入れ準備体制を整える（クラスメイトの受け入れ体制、校内の連絡体制、個別の支援計画の策定、転学の手続き）	

復学直後	・教員（特にクラス担任）は登校初日にスムーズに溶け込めるよう支援する（不安と緊張が高いことを理解する）、校内教員および保護者との情報共有と支援の確立 ・医療者は外来受診時に体調管理、その他、困ったこと等がないか、確認する	②③④⑤⑥
復学後	・登校時の観察、授業中、給食や掃除、放課後等での観察 担任、養護教諭、栄養教諭、SC、SSW等との連携 徐々に通学できるように、活動範囲は体力回復に合わせられるように配慮する ・学習進度は個々に対応し、無理をさせない（個別の支援計画）に沿った対応 ・からかいやいじめがないか日常生活で配慮する ・自信を取り戻すための時間と工夫（しかけ）をする ・保護者と家庭・学校での生活状況を相互に情報交換する ・保護者が孤立しないような配慮をする（心理的支援） ・医療者は継続的に外来受診時に経過を見守る	②③④⑤⑥⑦

4）ホームページによる広報

筆者らは広報を目的に、2018年に復学支援サイト「スクリエ（school re-entryの略）」[5)] のホームページを立ちあげました。このホームページには、電子書籍で翻訳本の「アリシアーがんを克服した母娘からのメッセージー」や、前述した復学支援ツール（絵本２種類、パンフレット３種類、動画）をUPしています。「アリシア」は、筆者らがアメリカのNYに復学支援の状況を視察に行ったときに、お会いした母親が執筆した本を頂いたことから、それを翻訳したものです。この本には小児がんと診断された時から、検査、治療、在宅での日常生活における母と子、関係者等とインターネット上での温かな交流の様子や赤裸々な母親の心情など書かれてあり、当事者を理解するにはとても参考になる本です。そして、贈られた言葉の中には、病や障害をどのようにとらえるか、人参と卵とコーヒー豆の比喩から、人生をどう生きていくかなど示唆に富むものが随所にあります。当時はこれほどインターネットが進んでいなかった時代でしたので、インターネット上での人々との交流から多くの励ましをもらい、それが支援となったということでした。

また、このホームページで絵本の存在を知った小児がんの保護者の方に絵本をお送りしたところ、「自分のことを書いてくれている」とお子さんが絵本を抱きしめて嬉しそうにしていたと連絡があり、個人差があるので必ずしもそうではないと思いますが、当事者である子ども自身の励ましにもなるということもわかりました。

3．テレプレゼンスアバターロボットを活用した復学支援

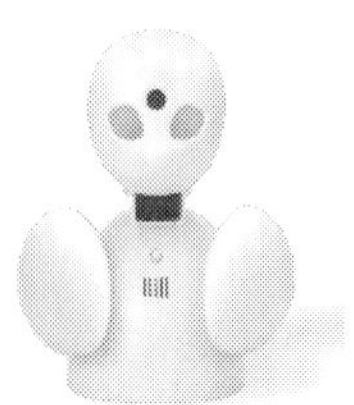
図3-1-1
OriHime

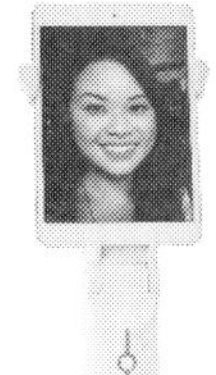
図3-1-2
テレロボ

テレプレゼンスアバターロボット（Telepresence avatar robot：テレロボ）は、テレビ会議＋ロボット＋遠隔操作を組み合わせたロボットのことで、自分の今いる場所から遠く離れたところに存在（プレゼンス）させることができます。小児がんなどで長期に学校を欠席しなければならない場合、院内学級に転学・転籍することが多いですが、退院が近くなってきた時期や外来通院で学校を早退・遅刻しなければならない時にもテレロボがあることで学校と遠隔通信ができます。退院直後の在宅療養時にも活用できます。

日本で作られた遠隔人型分身コミュニケーションロボットは「OriHime（オリヒメ）」といい、顔を見せることなく学校の様子を見ることができるロボットです[10)]（図3-1-1）。インターネットを用いてPCから遠隔操作が可能で、内蔵カメラの映像を見ながら遠隔にいる人と会話をすることができます。首の関節のみのOriHime-miniは、首を上下・左右に振ることや手を動かすことで遠隔で感情を表現できます。目の上のレンズで黒板を写し、授業に参加できます。また、オリヒメを移動して授業や学外へ持ち出すことができるため、クラスメイトや友達とともに行動することができます。2012年ころから病院内で実用試験が行われるようになり、2017年には鳥取県で「つなぐプロジェクト」として分身ロボットの活用の実践が行われています[11)]。

テレロボは、アメリカ、ヨーロッパ、オーストラリアにおいて2013年頃から活用されています[12)]（図3-1-2）。日本では、ちょうど新型コロナウイルス感染症の感染拡大により対面で授業ができなくなった頃から注目されるようになりました。また、文部科学省がGIGAスクール構想を打ち出した時期と重なったことからも使われる頻度が増してきたように思います。オリヒメとテレロボとの違いは、①遠隔操作する子どもの姿を見せることができる、ということです。脱毛などで顔を見せたくない時にはアバター（分身）を登場させることができますし、画面を真っ暗にしたままでも構いません。親しい友人との交流の時に顔を見せることもできます。②見たいところを上下左右に動かすことができ、ズームイン、ズームアウトも遠隔で操作ができます。自分で教室内の機器（テレロボ）を自由に操作することができ

るのです。黒板の字が見えにくい場合は一部分を大きくすることができたり、教室でのクラスメイトの授業の様子も見えるため、教室という同じ空間で一緒に授業を受けている気持ちになれます。

2021年に滝川ら研究班によりテレロボの卓上型kubiを使った質的パイロット調査を行いました[13)]。小児がん等で入院していて退院間近の子どもを対象にオンラインでの半構造化面接の結果、「クラスの様子がわかって不安がなくなった」「クラスの子や先生のことがわからなかったので顔を見せて話せてよかった」「教室移動時に友達が移動を手伝ってくれた」といった子どもの意見や、保護者からは「授業がわかって前向きになった」「友達と話していて楽しそう」「学校とつながって復学の不安が軽減した」といった意見がありました。これらはこれまで復学支援で必要とされてきた「学習の遅れを防ぐこと」「孤独感の軽減」「復学への不安の軽減」につながっていました。また、新しい効果として、テレロボは、自分が見たいものを見ることができる、自分を見せたくない時はアバターで参加するなど、繋がることを自分で選択できることでした。このように、テレロボは入院中の子どもとクラスメイトとの社会相互作用のプロセスを促進するものとして有効であることがわかりました。

2023年５月８日、新型コロナウイルス感染が5類になり、子どもたちの授業は以前のように対面授業となっていきました。GIGAスクール構想により子ども各人に端末が配布され、学内のWi-Fi環境も整ってきていますが、学校により整備の状況はさまざまであることが見受けられます。学校によっては、学校を休む場合に自宅や病院と学校をZoomやGoogle Meetなどのweb会議システムを活用した双方向通信で授業を受けることができるシステムも可能になってきています。今後、院内学級による教育と地元の学校でのオンライン授業の参加など、欠席しなければならない子どもが自分で選択できることが望ましいと考えます[15)]。しかし、今回の研究でも課題として挙げられていたのですが、テレロボなど遠隔通信機器の設定やトラブル対応等に対するサポート体制の整備も欠かせません。子どもの教育環境を整えるためにはどこかにしわ寄せがいくことなく、組織全体で取り組む必要があります。

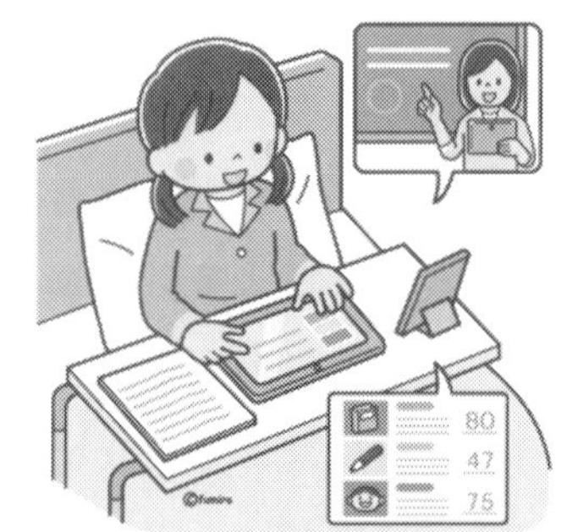

引用文献

1）大見サキエ、宮城島恭子、他１名（2014）復学支援した小児がん患児の母親の退院前後の思い－学校訪問し教員に説明した事例－、第14回日本看護医療学会学術集会（於椙山女学園大学）

2）TreZZa,D.G.（2002）Jessie（James）Bounces Back Back to SCHOOL -An Education book for CHILDREN Diagnosed With Cancer and their CLASSMATES-.STATE UNIVERSITY OF NEW YORK STONY BROOK UNIVERSITY HOSPITAL.

3）大見サキエ、森口清美（2016）『おかえり！めいちゃん』ふくろう出版、岡山

4）森口清美、大見サキエ、他１名（2020）『かがやけ！めいちゃん』ふくろう出版、岡山

5）YouTube　がんの子ども 復学支援　チャンネル
https://www.youtube.com/channel/UCDBNKVx62g8TA-hKEHCNApw（2023.11.9閲覧）

6）復学支援サイト「スクリエ」：https://school-reentry.com/（2023.8.28閲覧）

7）森口清美、大見サキエ、他３名（2021）小児がんに着目した「がん教育」支援プログラム構築のための基礎的研究-がん教育支援ツールの作成-、就実教育実践研究、14、17-26.

8）大見サキエ、森口清美、他４名（2021）：復学支援ツールの活用の実際と課題、日本小児がん看護学会、SNRS-2、オンライン口頭発表

9）文部科学省：特別支援教育就学奨励費負担等
https://www.mext.go.jp/a_menu/shotou/tokubetu/main/006/h24/1327827.htm（2023.8.28閲覧）

10）オリイ研究所：https://orylab.com/about/（2023.10.30閲覧）

11）今川由紀子（2021）分身ロボット「OriHime」の活動と子どもへの効果、小児看護、44（9）、1130-1136.

12）iPresence社：https://ipresence.jp/telepresence_avatar_robot_products/（2023.10.30閲覧）

13）河合洋子（2022）小児看護の視点からの提言、滝川国芳、「子供の復学不安軽減、病院内学校と前籍校先生の連携アバター利用」研究委員会 研究委員会報告書（pp.72-95）、一般社団法人ニューメディア開発協会【2021年度JKA機械振興補助事業】
https://www2.nmda.or.jp/wp-content/uploads/2022/07/2021FY-JKA_Report-of-Workshop-to-reduce-uneasiness-to-affect-the-returning-to-school-of-the-child-using-the-telepresence-robot.pdf（2023.10.30閲覧）

14）厚生労働省：新型コロナウイルス感染症の５類感染移行後の対応について
https://www.mhlw.go.jp/stf/corona5rui.html（2024.5.10閲覧）

15）文部科学省　新たな教育振興基本計画の策定について（通知）　令和5年6月16日
https://www.cfa.go.jp/assets/contents/node/basic_page/field_ref_resources/0bf55f44-eb0c-4098-b110-32315571064c/f4511eeb/20230621_policies_iken_tsuuchi1_b1.pdf（2023.10.1閲覧）

第2節　これまでの復学支援の現状と課題

1．海外の取り組み－文献の動向から－

1980年代の文献では[1)]長期入院児が復学する時に遭遇する問題として心理的問題の割合の高さを述べ、介入のためのガイドライン作成、介入に必要な人材として有効なのは、経験のある専門職であること、医学・教育・社会的専門職のサービス提供が必要であるとすでに多職種連携の必要性を指摘していました。その後、1990年代前半には[2)]教員、親、患児に対する独自の介入プログラムを実施、評価し、復学支援の重要性、復学支援のための環境整備の重要性、クラスメイトに提供する情報、子どもとクラスメイトとの相互作用、教員の精神的情報等の課題が指摘されていました。実際、復学した117人に復学後の問題を調査した結果でも[3)]、子どもは、薬物治療に関すること、学校に全出席できないことを困難に思っていること、教員は子どもの学校での学習の経験と身体的能力に不安を持っており、教員への情報提供の必要性が指摘されていました。1990年代後半になると、教員対象の研修会を開催し、病気の理解、子どもや親の理解、クラスメイトとの関係など理解が深まり、対応に自信がもてたものの、脱毛など問題が起きた時の対処や学業や行動について両親と話し合うことについての理解がやや乏しく自信がないとの結果から、子どもや家族、クラスメイトとのコミュニケーションが重要であり、一日程度のワークショップでは不十分であり、トレーニングの必要性を指摘した文献[4)]や介入したプログラムの評価のために患児、家族、教員、クラスメイトに対する調査を行い、今後のプログラムを検討する際のキーポイントを明らかにした[5)]ものもあります。2000年代以降も家族を含めたプログラムや学校を訪問し、教員への啓発のための研修会を実施する、クラス内で子どもたちが病気を理解するワークショップを開催する等の復学支援プログラムが試みられており、これらは学校配置の看護師や保健師、がん特別チームメンバーの看護師や臨床心理士等担当していました。親が子どもの教育支援に疑問をもち、積極的に協力しないことから、親は子どもの教育に目覚めるべきであり、また、きょうだいについても教員が認知しておく必要があると指摘[6)]したものもあります。筆者らは2009年度にアメリカNYにおける４つの施設の復学支援の現状を視察した際、教員やクラスメイトへのプレゼンテーションや祖父母を含む家族支援などが実施されており、日本には全く見られない光景に驚きました。

さらに2000年代では、がんの子どものレジリエンス（復元力）と関係ある要因の検討[7)]や仲間たちとの交流プログラム[8)]、2010年以降、情報提供の必要性[9)]、教育支援介入のメタ分析を行った文献検討[10)]等、さらに2010年代後半になると看護師に対する復学支援に関する研修会プログラムを行い、看護師の知識が増加し自己効力感が高まったことから、看護師の啓発の必要性を指摘[11)]しているものや同様に医療者の復学支援に関するトレーニングの必要性を述べた文献が散見されています[12)]。2020年代においては、数件ほどの文献が見出されましたが、AYA世代の問題の他に、復学を支援する者は子どもの心理社会的課題を予測し対応できるように準備することが重要であるとの指摘[13)]や親の理解や支援の状況把握のスケールの検証を通して支援を充実するためのポイントを報告[14)]したものがあります。

このように国外では支援プログラムを作成、評価し、改善する、さらに看護師等のヘルスケアに携わる人々の教育プログラムの実践とその評価が取り組まれており、復学支援のケアの質向上が図られていることがわかります。

以上のように海外の取り組みは、第２章第１節（海外の復学支援）でも述べているように、法的整備の上で、復学支援（教育支援）に特化したプログラムや実行するチームが存在し、学校に出向いて行うプレゼンテーション（教育）を実施するなどの日本には見受けられない先進的な取り組みがされています。

一方、下山ら[15)]は2012年～2021年の海外文献を分析し、復学後の生活環境調整や生活の再構築、親子への対応等の課題があると報告していますが、これらは今後我が国でも取り組まれるべき課題と考えます。

２．我が国の取り組み

１）取り組みの動向

医学中央雑誌のデータベースで2000年までの「復学支援」のキーワードで検索しても１件のみで、ここで取り上げる復学支援には該当しませんでした。2000年～2010年で42件、2011年～2023年では192件と2011年以降に復学支援に関する研究が急増していることがわかります。筆者が着手した2000年前半当時は、復学支援の必要性に関する文献が散見されるのみで、実際の取り組みに関する報告は少なかったように思います。2007年ころの愛知県の医療機関を対象にした実態調査[16)]では、「小・中学校では多くの施設が復学に向けての教育支援を実施していた」

と報告していますが、実際は、実施している施設の割合は高くはなく、実施内容も十分とは言えない状況でした。2010年代前半の研究動向から[17]復学支援は「地元校との繋がりの維持」「転校に関する支援」「入院中の教育支援」「復学前の合同会議」「病院と学校との連携」「患児への支援」「学校の環境を整える」等を実施しており、同様に2010年代後半の研究動向でも[18]、復学支援は「病院と学校間の連携」、「クラスメイトとのつながり保持」、「子どもの精神面への支援」、「クラスメイトへの病気説明」、「医療的ケア継続への支援」等があると報告され、ほぼ同様の視点で支援されていることが明らかになっています。しかし、多くの課題も挙げられて、「原籍校との連携対策の促進」、「パンフレットやマニュアルの作成・活用の検討の必要性」、「教育関係者への研修」、「行政のバックアップの必要性[16]」や、「学籍の異動に伴う手続きの煩雑さの改善」や「学習環境の整備」の他、復学の際に直面する「学習の遅れや進級・進学の問題やクラスメイトとの交流に対する不安」、「保護者の不安」、「医療者との連携」等、さらに医療者と学校との連携を強化するための「医教連携コーディネーターの配置」、「両者が連携するモデル事業の展開」、「管理職の復学支援に対する認知度を高める」、教員養成課程における「基礎教育の段階での復学支援に関する教育体制の整備」が挙げられています[18]。また、2012年度の医療機関と院内学級の復学支援の実態調査[19]では、院内学級教員は復学に向けての取り組みをしているものの、病棟側の支援はあまり実施されていなかったとして、「入院初期からの支援の必要性」、「退院後早期の学習の空白の問題」、「MSWの関与の必要性」、「幼児・高校生やきょうだいへの支援の必要性」、「マニュアルなどの作成の必要性」等の課題が指摘されていました。

その後、2010年以降、どの医療機関も復学支援のシステム化に取り組み始め、その成果が報告され、さらには復学後の子ども、母親、教員のそれぞれの思いも明らかになっています[20)～23]。また、退院後の生活を視野に入れ、どのような支援が必要かを検討した文献検討[24]がありますが、復学後の介入として関わったのはわずかで[25]長期的視点の復学支援が課題となっています。

また、後藤ら[26]は、復学支援の要素（誰が誰に対してどのような復学支援をするか）から時期別の特徴とそれぞれの目的・目標を見出し、その特徴を①復学支援体制を醸成する時期、②小児がんを発症し、入院直後の時期、③入院治療中の時期、④退院前の時期、⑤復学した時期とし、目標を例えば、①の時期では、知識の普及活動を行う、医療と学校との連携体制を組織化する、転籍制度を整備する、②では、患児と家族の苦悩を整理する、医療者、院内学級・地元校の教員の相互尊重、関係者が方針を共通認識する等で、各時期において誰が何をするかという視点で整理され、時期別復学支援体制構築の必要性の提案をしています。これはのちに標準復学支援要領「プロトタイプ」として作成されており、実践のために参考になるものといえるでしょう。筆者らも提案しているように（第３章第１節表3－1－2参照）、該当する時期に何をどのように支援するかを支援する側が理解し、確実に実践していく必要があります。

復学支援を実施してその評価を行い、効果が確認されたという文献は数件ありますが、いずれも事例検討であり[27]、海外文献の動向のように、復学支援プログラムを実施して系統的に評価したという報告はほとんどありません。日本においては、評価の集積がないことから、評価指標の設定の必要性が指摘されています[28]。

2）代表的な復学支援の取り組み例

復学支援の取り組みに関する研究報告を概観すると、入院時から復学を果たすまでのプロセスを報告した「学校に復学するまでの取り組み」と復学後も長期的視点で継続的に支援した「復学後に継続して行う取り組み」の２つの時期に分かれますが、現状は前者の復学の取り組みの報告が多くみられます。前者を６例、後者を２例紹介します。

⑴　復学支援スケジュールの活用[29]

学童期後期に小児がんを発症し、治療後復学した患児は２か月後再発したため、造血幹細胞移植を受けました。そこで、治療経過に合わせて患者・家族が準備することを段階的に示した復学支援スケジュールを作成し、それに沿って、段階的な目標設定を行い、課題に対して患児自身がどうしたいのかを主体的に考える機会を提供して、その意向を実現できる方法を共に考えていきました。その結果、退院後復学しても体調や授業内容に合わせて通学することができました。これは復学支援スケジュールという統一したツールを使うことでスムーズな復学につながったと考えられます。このようにスケジュールや手順、それに類似したマニュアル等で統一した支援をするためには有効な方法だと思います。

⑵　動画で介助の指導をした復学支援[30]

骨転移がある腎細胞癌の中学生の「友達の力を借りてでも学校で階段昇降して登下校したい」という強い希望を実現すべく理学療法士として、多職種と連携して支援した事例です。復学にあたり問題となったことは担任教員の小児がんの知識不足があり、受け入れ体制整備が懸念されたこと、介助を要する重度の対麻痺を呈する身体機能障害があることでした。このため、教員と医療者のカンファレンスを実施することで受け入れ体制が整えられました。また、階段昇降については、具体的介助方法を示した動画（DVD）を作成し、母親の協力の下、教員に申し送り、教員がそれを参考に実際階段昇降を行うことができたことで、復学が可能となりました。これは動画で誰もがイメージして介助できるようにしたこと、病棟スタッフとのカンファレンスで目標設定をしたこと、学校教員と情報共有できたことで、患児の希望に沿った復学を達成できた事例です。このように支援のために一定のスキルが必要な場合は、動画は最適と思われます。

⑶　院内受験をサポートした復学支援[31)]

脳死肝移植術を受けた中学生で、術後、血腫や血栓形成、感染、肝性脳症状態という様々なトラブルを抱えていましたが、合併症対策、早期離床・鎮静剤投与などで生活リズムを整え、精神安定を図りました。その後、高校受験に向けて院内学級での学習支援や受験を想定したリハビリを継続し、院内受験を実施することができました。そして、事前に高校教諭と連携したことでスムーズに高校に進学できました。一方、入院中に高校受験できず、最終的には通信制の高校に進学することを決めた報告もあり[32)]、患者のニーズと環境等の要件を踏まえ、できるだけ受験できる体制を整備する必要があります。

⑷　学校訪問を行った復学支援[33)]

高次脳機能障害を呈し、注意・記憶障害、左半側空間無視、入院生活の不安がある女児に対して、復学後を想定しADL動作の自立に向け、作業療法士として支援しました。本人は注意散漫になりやすい状況でしたが、患児の好きな遊びや裁縫などの作業を取り入れ、「ADL動作自立、復学しての授業に参加し、学校生活を過ごすことができる」を目標設定し取り組みました。また､スケジュール帳やメモリーノートを記載し、振り返ることで生活リズムを構築し、不安の軽減を図りました。院内での模擬的授業を行い、45分ほど集中して取り組めるようになった時点で学校訪問を行い、学年集会や授業に参加しました。リハビリ担当スタッフが授業見学し、教員との情報共有を行ったことで、早期復学が可能となりました。

病気や障害に関わらず、患児・家族が復学前に学校を訪問し、学校の教員と事前に情報を共有し、復学前の不安を軽減させておくことはとても重要なことです。医療機関で行われる復学支援会議のあとに、実際に学校を訪問することでより具体的な対応について話し合いができ、不安が軽減し、復学後もスムーズに登校できた事例を筆者自身も経験しました[21)]。学校の支援体制をさらに強固なものにするためにも、学校訪問は有意義だと思います。

(5)　遠隔授業を取り入れて不安軽減を目指した復学支援[34)]

固形肉腫で入院した小学低学年の入院中の子どもの復学支援を報告しています。自責の念が強く、病気を隠したがる母親と早く学校に戻り、皆と会いたいと思っている児に対して、母親の復学への拒否感情が強い中、「患児の望む形での復学」を看護目標として支援を行っています。患児自身も復学に不安を感じていたため、看護師は母子間の調整を行うと同時に、医師や学校関係者と話し合いを重ね、遠隔授業を導入したことで、母子の不安の軽減につながったという報告です。遠隔授業でクラスに参加し、交流することは、双方のコミュニケーションが活発になり、患児にとってクラスに所属している一体感を感じることができます。これは子どもの不安を軽減し、復学への期待感を抱かせ、治療への意欲も高まります。このような入院中の取り組みは、今後さらに増えていくことが期待されます。

(6)　復園に向けて絵本作成した復学支援[35)]

５歳児の復園にあたり、看護師は患児の不安や先生や友達に伝えたいことと伝えたくないことなどを聞き取り、母親と患児の絵本作成を支援しました。患児が絵を描くことが好きであったことから、母親が誘導しながら、絵本が完成しました。復園前に保育士が園児たちに作成した絵本の読み聞かせを行ったところ、復園後に患児をからかうような発言はなかったとのことで、患児の気持ちを表した絵本作成と読み聞かせがスムーズな復園につながったと報告しています。これは患児の気持ちそのまま、絵本に反映したものであり、有効な方法だと思います。かつて、お手紙を読んで患児の気持ちを説明するという方法もありましたが、絵があることでさらに臨場感があり、より理解しやすいと思います。ただ、患児・母親の負担や表現の方法を考慮して慎重に取り組む必要があると思います。

(7)　連絡カードの活用[25)]

医療者と学校が復学後も継続して連携するために、連絡カードを作成しています。これは復学支援のために医療者が渡した連絡カードが、患児・保護者、医療者、学校関係者との連携をするために有用であったというものです。具体的方法は、退院時に20部の連絡カードをファイルしたその一部に医師がコメントを記載して、患児に渡します。そのファイルを患児が担任に手渡し、担任がチェック項目を確認し、次回外来受診日までにコメントを記入して患児に返却、それを患児が医師に渡すという方法です。これを実際行い、退院直後、２週間後、１か月後、２か月後、10か月後、１年後の１年間の連絡カードの内容と担任へのインタビュー調査でその効果を確認しています。連絡カードの運用によって医療者と教員、家族が長期的に連携でき、復学支援に有効であると報告されています。長い闘病期間を経て復学しても通常の学校生活に適応するにはそれ相応のサポートが必要です。そのための連絡カードは、医療機関と学校をつなぐ有用な方法であり、さらに多くの医療機関でこの方法を採用されることを期待します。

⑻「自分メーター尺度表」を活用した復学支援

中里ら[36]は精神疾患・心身症の児童生徒が復学し、自立活動を充実させるために育成すべき能力を児童生徒の視点から教育的ニーズをとらえ、実態や課題を把握できるものとして児童生徒用の「自分メーター尺度表」を考案しました。これは「こころ」「しゃかい」「がくしゅう」「からだ」「せいかつ」「みのまわり」の６カテゴリーと10サブカテゴリーで構成され、児童生徒の強みや苦手さをレーダー表により視覚的に提示するものであり、教員と児童生徒が同じ尺度表を共有し、転入・転出の際にその差異等グラフの変化を読み取ることで、課題を明確にし、支援につなげることが可能となるものです。この尺度表を復学する児童生徒に活用したところ、児童生徒の自己理解が深まり、自分自身について伝達したり、気持ちを言語化する能力が向上し、感情のコントロールや援助希求が可能となりました。また、教員側にとっても指導計画の参考や支援につながる具体的配慮の引継ぎ内容を明確にすることができたことで、復学後の生活に効果が見られました。この事例は教員と児童生徒が情報を共有し、さらに復学先の教員との情報共有をして連携可能となった画期的で有効な方法であると思われます。今後は児童生徒の病気や障害の状態に合わせた類似したツールを考案していくことが期待されます。

３）教育保障体制の実態

復学に伴い転学・転籍は避けて通れない問題です。病院にある特別支援学級（および学校）に対して、学籍異動する場合の目安となる期間や異動しない場合の教育保障体制の2009年度の実態調査[37]では、転学や転籍をする目安となる可能期間を設定していない学校は約56％、設定している学校が41％でした。設定していない理由は、学習空白を生じさせないように早急に対応できるためや、疾患によって総合的に判断するため、短期入院であることなどでした。転籍・転学を実施しない病院で教育保障を行っているところは35%で、行っていないが62%もありました。短期入院や頻回化で学籍を異動しないで教育の保障を行うことがますます期待されますが、「現状ではなかなかできない」という院内学級教員のジレンマも明らかにしており、それに対し、適応指導教室、通級指導教室モデルや交流及び共同学習モデル、訪問指導教員派遣モデル等で復学支援をより推進していくことが提案されていました。

その後、復学支援はがん拠点病院の指定とともに、文部科学省からの平成25（2013）年「病気療養児に対する教育の充実について」（前掲、第1章）通知により、一層の教育保障体制の整備が推進されました。施設ごとにプログラムされ、実施体制も大方構築されてきていると考えられます。

その後、現在までに文部科学省が近年３回にわたり教育支援に関する実態調査[38), 39), 40)]を実施していますので、その結果の概要を示します（表3−2−1）。この結果からわかることは、病気療養児が年々増加していることは明らかですが、転学する児童生徒の増減については比較したデータがないので不明です。平成25年度の調査では転学者のうち復学者は７割でしたが、令和４年度では８割以上が転学せず、転学した16%のうち81%の者が復学しており、復学率はやや高くなっていると推測されます。転学者が少なくなってきた背景には、手続きの煩雑さがあり、転学しなくても学習支援を実施している学校や自治体が増加したことや、コロナ禍による遠隔授業の増加もあいまって教育委員会や各学校の病気療養者に対する支援が充実してきたからだと思います。平成25年度の調査で半数の病気療養児の学習支援がされていませんでしたが、平成30年度には、在籍していた９割の学校が支援をしており、支援しなかった理由は、本人・保護者の申し出72%、行政・学校の支援体制がない31%でした（複数回答）。支援の内容として対面やICTを活用した授業としての学習支援は、小学校や特別支援学校の実施率は40%～60%でしたが、高校は20%前後と低い傾向であり、国公立より私立は実施率が低い傾向でした。センター的役割を担う特別支援学校や医療機関との連携は、国立（小・中・高）は100%でしたが、その他は50%～88%でした。この年度は、教育委員会の支援体制や支援基準が設定されました[39)]（表3−2−2）。

令和４年度になると病気療養児は増加し、その主な傷病名は小学校で「悪性腫瘍」、中学・高校で「心身症・精神疾患」であり、小児がんの多い小学生には長期療養が予想されるため、対応した支援が必要なことがわかります。そして、欠席日数が平均約2か月余りですが、病気療養児の過半数が在宅療養者であり、転学せず自宅療養しながら、在籍校から学習支援を受けざるを得ない状況になっていることがわかります。一方、転学した場合、転学・復学に対する支援がされ、前籍校との連携・調整、保護者・本人との面接・相談支援等行っており、入院時の連絡会議、復学支援会議や前籍校との交流や共同学習が実施されていましたが、復学支援会議や前籍校との交流、合同学習の実施は多くはありませんでした。また、高校生の進級や卒業については、調査されていましたが、進学に関するデータはありませんでした。さらに、同時双方向型の配信授業は全体としても20%台と低い傾向であり、活用頻度も高校の「週5日程度」47%を最高に、全体として低い傾向でした。配信していない理由に「遠隔教育に対する校内規定が整備されていない」があり、同様に単位認定についても、「教育委員会や学校の規定により出席扱い・単位認定できない」の理由が挙がっていました。また、教育委員会の取り組み支援状況は、特別支援学校が82%であり、転学する等の支援が必要であり、当然の結果とも思われるものの、通常の学校への支援が50%以下で、「取り組む対象がいない」ため低くなっていると思われますが、全体に取り組む予定がないという回答が16%もあり、現在、対象がなくても取り組むシステムを構築しておく必要があると思います。このような地域で支援が漏れる児童生徒がないような担当者の意識向上のための啓発が必要です。

表3-2-1　病気療養児に対する教育支援の実態調査

年号	調査名称（文部科学省）	結果概要
平成二十五（二〇一三）年度	長期入院児童生徒に対する教育支援に関する実態調査[38]	・転学した児童生徒は約5000人（延べ） ・復籍は約7割、その内のさらに転学した児童生徒は約1割 ・長期入院した児童生徒約6300人（延べ） ・転学した児童生徒への**前籍校**の支援内容：実態把握、他児童生徒への理解啓発、環境整備、相談支援、転学先校と共同学習、退院後も自宅療養中学習支援等 ・**在籍校**が行う支援：病院を訪問する形式、週一日以下、一日75分以下、入院している児童生徒の**半数は**学習支援が行われていない ・支援が行われていない理由：治療専念、病院の指示・感染予防、指導教員や時間確保が困難、病院が遠方

年度	調査	内容
平成三十（二〇一八）年度	病気療養児に関する調査結果について39)	・病気療養児は7994人。 ・病気療養児が在籍していた学校の約９割が学習指導、学習支援、相談等の支援を実施。 ・実施しなかった理由は、本人・保護者の申し出があった72%、学校・行政における支援体制が整わなかった31%。（複数回答） ・学校が実施した支援:授業として実施する支援（対面、ICT活用）、授業以外の支援、その他の支援。在籍校による心理的不安、悩みなどの相談68%、課題のプリントに対する学習支援53%、対面授業38%、ICT活用した遠隔授業1.9%、遠隔授業の支援1.7% ・病気療養児に対する特別支援学校や医療機関との連携：国立100%、公立約70%、私立約67% ・教育委員会における病気療養児に対する支援体制および支援基準が定められている。
令和五（二〇二三）年度	令和四年度 病気療養児の実態調査結果40)	・病気療養児9165人 ・主な傷病名は小学校で悪性新生物、中学・高校では心身症・精神疾患 ・欠席日数平均67.7日欠席 ・病気療養児の過半数が在宅で療養 ・「転学なし」は84%、転学者16%（在籍期間は半年以上） ・転学した児童生徒のうち小・中学校で81%、特別支援学校で72%が元の学校に復学 ・復学しなかった主な理由：入院が長期化、病状が回復困難、医師の判断等 ・転学・復学に対する支援：前籍校との連携・調整、96%、保護者や本人との面接、相談支援89%、教育委員会・医療機関との連携84%、復学に向けた支援会議の実施や参加35 ～ 45%（小・中・特別支援学校）、入院時の連絡協議会の実施や参加31%～ 69%、前籍校との交流および共同学習の実施は12%～ 17% ・病気療養児の高校生の進級：進級・卒業69%、原級留置11%、退学７% ・同時双方向型の配信授業の実施状況：小学校27%、中学17%、高校26%、全学校24% ・活用頻度は小中学校で「週１日程度」37%、一日「１時間以内」42%、高校「週５日程度」47%、一日「４時間程度」46% ・同時双方向型の授業配信をしていない理由：本人の体調や治療の状況44%、児童生徒や保護者の希望24%、高校では本人の体調や治療の状況、遠隔教育に対する校内規定が整備されていない。 ・同時双方向型授業配信に対する単位認定：小中学校では60%、高校では75%が認定 ・認定されなかった理由：本人の体調によってほとんど参加できていなかったから、教育委員会や学校の規定により出席扱い・単位認定できない。 ・教育委員会の取り組みと支援状況：小・中・高校は50%以下で、特別支援学校82%実施。取り組まない理由「取り組み予定だが対象者がいない」73%、全体「取り組む予定はない」16% ・教育委員会の取り組み：「病気療養児の実態調査」55%、「ICT機器の貸し出し」55%、「教職員に対する理解啓発」36%、特別支援学校については、「転学手続き等が速やかに行われる工夫」39%

表3-2-2　教育委員会における病気療養児に対する支援体制及び支援基準[39]

【具体的な支援体制例】
・病院内に特別支援学級を設置し、学習支援等を実施
・病気療養児の支援を実施する特別支援学校を複数校指定し、状況に応じた教育相談や遠隔教育実施のためのICT機器を学校に貸し出す等の支援を実施
・教育委員会で所有している教材、車いす等の器具など学校生活や学習の支援に必要な物品を貸し出し
・教育委員会で所有しているICT機器を学校に貸し出し、遠隔教育の実施を支援
・介助員・学習支援員を配置
・病気療養児の教育に関する相談窓口を設置
・特別支援学校への転学手続等について相談・助言を実施
・学校、医療機関等へ病気療養児への学習支援等の理解･協力を求める取組を実施
・医療機関と学校との連携のため、教育委員会が調整を実施
・在籍校、医療機関及び特別支援学校が連携し、ICT機器を活用した遠隔教育やケース会議を実施
・保護者や医療機関との連携を密にし、緊急時対応マニュアルを作成

【具体的な支援基準例】
・おおむね1か月以上の入院加療期間が見込まれる場合、特別支援学校に転籍した上で支援を実施する。
・所定の医療機関に入院（1か月）しており、医師が学習支援を実施可能であると判断した場合に支援を実施する。
・2週間以上の入院加療を要する児童生徒について、主治医から学習の許可が下りた場合は特別支援学級（病弱者及び身体虚弱者）を設置することができ、入院加療期間が2週間未満の場合は通級による指導の対象とする。
・欠席日数等の基準は設けていないが、個別に作成された医療関係のマニュアルを踏まえて支援を実施する。
・入院期間の基準は設けていないが、主治医の許可を得た場合、支援対象とする。

また、2022年度五島ら[41]も「病気療養児の教育保障に関する実態調査」をしています。その結果、転学等の手続きについて、「他の理由の転学等と同様の手続きを行っている」68.5%、「手続きの簡素化を行っている」が29.6%、「手続きが完了していなくても教育が受けられるように配慮している」が72.2%と以前よりは学習空白への柔軟な対応がされつつあることが伺われますが、転学しない場合の対応については、改善の余地があることや、ICT環境の機器の整備や学外での学習環境についても十分ではないと指摘しています。

伊藤は[42]、神奈川県の学校の実態に触れながら、転学先の学校の理解が不可欠であり、復学しても順調に出席できないこともあり、様々な復学後の問題を予測し、それに対して柔軟に対応していく必要があると述べています。学習保障の観点から病院と学校をつなぐICTを活用した遠隔教育の実践は効果も報告されており[43),44]、さらに進めていく必要があります。ICTは単なる学習保障としてのツールではなく、

地元校の子どもとの交流、コミュニケーションの場としても活用することも求められますが、情報の開示の範囲としての活用の限界もあるため、患児や保護者の意向を確認して実施する必要があることや、ICTなどの機器の配置が不十分である点も指摘[45]されています。

実際、退院後、復学がスムーズに進まず、学校不適応からそのまま不登校となり家庭に引きこもる子ども、学習の機会がなく、仲間を持たない居場所のない子どももいます。中にはフリースクールに通う子どもも少なからずいますが、フリースクールは「子どもの心のケア」に特化しており[46]、様々な形態があり、必ずしも教育の保障がされているとは限りません。2017年に教育の機会確保法が制定され、全ての子どもの教育の確保を謳ったものですが、実際、これは復学を前提としない社会的自立の場所として国がフリースクールを含めた学校以外の民間施設の取り組みを公的に認めたものでした。従って復学を望んでいるが、学校に適応できない子どもにとって教育を保障する場はなかなか見つからないのが現状です。実際、そのことで悩んでいる患児・家族もおり、その対応も検討する必要があります。

4）教員の取り組み

2014年度に調査した特別支援教育コーディネーターの役割意識については[47]、コーディネーターは「校内外における連絡調整」、「つながりを維持するための配慮」、「患児・家族の要望を優先」を強く意識しており、さらに役割意識をもって実行していくためには、校内の教員が病弱教育やコーディネーターの役割を理解し、全体で支援していく体制整備の必要性が指摘されています。2017年度に調査した養護教諭は[48]、食欲不振や欠席の必要性については知識があるが、がん経験者の意見や治療内容、院内学級の学習等については、知識が乏しく、復学支援の理解は十分でないためがん教育を含めた啓発の必要性の指摘があり、同様に教員はクラスメイトとの関係調整や復学前から院内学級との連携と患児の受け入れ準備をし、家族との連携が行われている[49]が、復学を受け入れる教員にも不安があるため、その対応のための支援が必要[24]と指摘があります。それについて実際復学支援を経験した小中学校の教員[50]は、校内で教員間の協働体制を構築し、学校全体でサポートしていましたが、医師や看護師との連携が少なく、医療と教育との連携システムの構築の必要性を要望しています。特別支援学校の教員の立場から佐藤ら[51]は復学支援のプロセスを「特別支援学校に転学した児童生徒の復学支援システム」として図

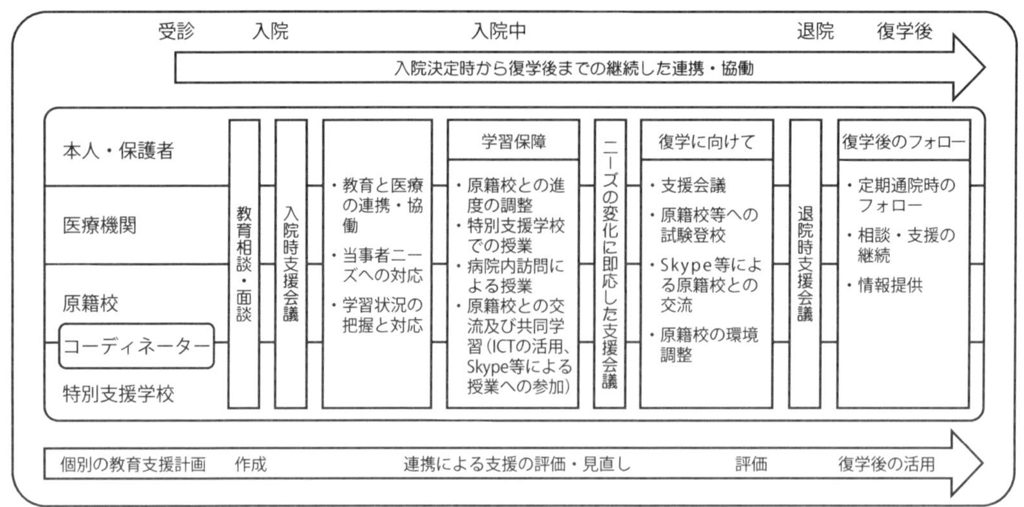

図3-2-1　入院により特別支援学校に転学した児童生徒の復学支援システム
［出典：佐藤ら[51)]］

式化し（図３−２−１）、入院から退院、復学後までに求められる支援内容を時期別に提案しています。佐藤らは、教育と医療の連携・協働、当事者のニーズへの対応の２点について、中でも個別の教育支援計画の実践評価、コーディネーション機能の充実を挙げています。

このように学校内での連携を促進する立場にあるコーディネーターや養護教諭はそれぞれの役割の重要性を認識し、役割に応じた知識の向上が必要であることや、復学支援を経験した教員は、医療機関との連携システムの構築を望んでおり、その対応に関して課題があります。

５）看護師等医療職の取り組み

看護師は体調管理への支援は行なっているものの、学校の物理的・人的環境や教育制度の理解が不十分で、患者の学習進度や学校生活の現状を十分に把握できないまま支援しているとの指摘[52)]や家族と担任、養護教諭との連携および外来との連携が不十分であると指摘されています[48), 53)]。また、看護師が小児がん患児のアピアランスがアイデンティティ形成に影響すること、長期的介入が必要であると認識していても、積極的な介入が難しく、倫理的葛藤を生じやすいなどの困難感を抱いており、その点に関する看護師への教育支援の必要性があります[54)]。

さらに精神疾患患児の復学支援を通して、医療者と教育者との狙いの相違による不一致があり、その調整は看護師と教育者双方の課題と指摘しています[55)]。意見の不一致の問題は、精神科領域に関わらず、起こりうる問題であると思われます。したがって、復学を連携して支援する時の心構えとして、相互に専門領域の立場の考えを尊重しながら、支援する対象である子どもや家族の意見を傾聴し、子どもを第一とした目標設定について十分話し合う必要があります。また、小児がんの治療後、なんらかの身体的障害や認知機能の低下を伴う子どもの場合、看護師は患児が障害が残存した身体と向き合うための支援、両親が子どもの障害を理解し新たな生活を始めるための支援、教員やクラスメイトが患児を受け入れるための支援、障害特性を踏まえた学習に対する支援の４つの役割があるとして、そのために家族や教員との連携の重要性を指摘しています[56)]。このように医療機関は家族や学校と連携をしながら、支援を実践している報告が多いのですが、高次脳機能障害等認知機能や身体的機能に障害がある場合、児童福祉施設、教育委員会、市役所など外部の行政機関との連携が求められ、実際支援している報告もあります[23), 57)]。

このような高次脳機能障害児の支援について坂爪[58)]は、「家族会は、診断や評価を受けられる医療機関の不足と教育的支援の必要性を強く訴えている」と述べ、障害による認知や行動上の特性への理解とそれらに配慮した指導の必要性を指摘しています。そして、支援のあり方について、支援の一貫性、具体性、継続性等が重要であると述べ、さらに支援の態度、支援の内容について実践例を交えて説明し、高次脳機能の評価方法と支援方法の開発とマニュアル化を課題に挙げています。障害の特性は異なっても、支援する側もその障害特性の理解は不可欠であり、理解が大前提であることを忘れてはなりません。医療者のみだけでなく、学校の教員等復学支援に関わる人々の知識とスキルの向上が望まれます。

６）高校生への復学支援

高校生は入院後治療で勉強どころではないと思っている生徒もいる一方で、前述したように（第Ｉ章第６節４．高校生）勉強の遅れを心配している生徒もいて、それが治療へのモチベーションに影響していることや、さらに、高校生は勉強について医療者に相談できない、実際はもっと勉強のことに関わってほしかったという思いも持っており、医療者からの積極的な働きかけが重要です[59)]。また、全国の小児がんに関する医療機関に調査を行った結果[60)]、特別支援学校による院内・訪問学級等へなんらかの支援を実施しているものの、原籍校への復学の保障はなく、休学や退学する生徒も多い実態が明らかにされ、設置主体、病院と学校との距離、病気の重篤さに応じた多様な教育支援が求められており、さらに、高校、自治体、病院等に明確な相談窓口の設置が急務とし、原籍高校に所属できるような支援が望まれています。がんの高校生で復学支援された子どもの大学進学率は支援されなかった子どもより高く、支援されなかった子どもの進学の数は皆無でした。医療、教育、行政が復学支援の有効性を理解し、連携していく必要があります[61)]。入院中の高校生を対象に大学生のボランティアとして行った学習支援は心理的安定感にもつながり一定の効果はあったものの、ボランティア導入に様々な課題もあることから、人材育成・配置が課題といえます[62), 63)]。

7）児童・生徒、教員（大学生)、医療者等への啓発

第１章の第４～７節で述べてきたように、児童・生徒や教員、医療者等の復学支援に関する認識から、復学支援に関する意識を向上させる必要があります。まず、復学後に共に学校生活を送る児童生徒の小児がんの子どもに対する理解を促すには、それ相応の教育が必要です。筆者は絵本の読み聞かせや絵本を活用した道徳教育を通して、復学する子どもの気持ちの理解と配慮について教育を試み、効果を得ていますが、小中学校での復学支援についての教育は、特別な機会を設定しない限り実行できません。そういう中、がん対策基本法が推進され、第３次がん対策基本法の取り組みに文部科学省は「がん教育」を提示、そのためのガイドラインや教材を開発し提供しています。がん教育により、がんの子どもへの理解が促進されるのではと期待しましたが、文科省が推進しているがん教育はいわゆる大人のがん対策（健康教育)、予防教育が主であり、当事者理解という点で含まれているとはいえ、がんに罹患して復学する子どもの理解についての教育については漠然としており、見落とされている現状があります。そのため、がん教育の中に小児がんに関わる全般的な知識と当事者への配慮について、教育する必要があります。

また、教員への啓発の研修会はがん教育については平成30年から実施されていますが、小児がんを含むがん教育に関する取り組みは、充実していないのが現状です。例えば筆者らが実践してきた医師・看護師等と連携した特別な復学支援チームでの学校の教員向け研修会は他の地域での開催は皆無です。また、過去には教員資格更新研修会で実施していたものの、研修会自体が廃止となったため、特別に機会を設定するのがますます困難となっています。看護師等医療者への啓発のための研修会

についても、海外では実施されているようですが、日本では開催された報告は見当たりません。今後、各医療機関の取り組みの一環として実施されることが期待されます。

8）看護基礎教育における取り組み

2010年代後半の頃、看護基礎教育における退院支援については、ほぼ成人看護学分野や老年看護学分野で、通常の教育カリキュラムに組み込まれてきていましたが、小児看護学分野では、在宅看護に向けた退院支援は教育されていましたが、教育支援（復学支援）を前面に出した教育はほとんど実施されていなかったように思います。復学支援について教科書に掲載されるようになったのもつい最近のことです。

以上のように復学支援は、まだまだその実施も十分ではなく、復学支援に関する教育体制も十分でないことから、今後さらに具体的に実践できるように、卒後教育のみならず、教育・医療・福祉専門職における専門基礎教育においてもその充実が求められているといえるでしょう。

引用文献

1）Henning, H&Fritz, G. K（1983）School re-entry in childhood cancer. *Psychosomatics*, 24, 261-269.

2）Katz, E. R.,Varni, J. W., et al.（1992）Teacher, parent, and child evaluative ratings of a school reintegration intervention for children with newly diagnosed cancer. *Child Health Care*, 21, 69-75.

3）Larcombe, L. J., Walker. J., et al.（1990）Impact of Childfood cancer on return to normal Schooling. *British Medical Journal*, 301, 169-171.

4）Larcombe, L　& Charlton, A.（1996）Children's return to school after treatment for cancer. Study days for teachers. *Journal of Cancer Education*, 11, 102-105.

5）Rynard, D.W., Chambers, A., et al.（1998）School Support for Chronically Ill Children: Evaluating the Adjustment of Children With Cancer at School, *CHILDREN'S HEALTH CARE*,27（1）,31-46.

6）Kapelaki, U., Fovakis, H.,et al.（2003）A NOVEL IDEA FOR AN ORGANIZED HOSPITAL/SCHOOL PROGRAM FOR CHILDREN WITH MALIGNANCIES：Issues in implementation, *Pediatric Hematology and Oncology*, 20: 79-87.

7）Kim,D.H.&Yoo, I. Y.（2010）Factors associated with resilience of school age children with cancer, *J Pediatric Child Health*, 46（7-8）, 431-436.

8）Boonen, H., &Petry, K.（2012）How do children with a chronic or long-term illness perceive their school re-entry after a period of homebound instruction？, *Child Care Health Dev*, 38（4）, 490-496.

9）Selwood,K.,Hemsworth.S.,et al.（2013）CHILDREN WITH CANCER: QUALITY OF INFORMATION FOR RETURNING TO SCHOOL, *Nursing Children and People*, 25（5）, 14-18.

10）Helms, AS, Schmiegelow. K.,et al.（2014）Facilitation of school re-entry and peer acceptance of children with cancer：a review and meta-analysis of intervention studies, *Eur J Cancer Care*, Sep, 10.

11）Libman, R., Sherrod, B., et al（2017）Nurses' Education to Support School Reentry for Children with Cancer, *PEDIATRIC NURSING*, 43（6）, 275-282.

12）Ellis,S.J., Fardell,J.E., et al.（2019）Are We Meeting the training needs of healthcare and education professionals supporting children with cancer in their return to school?, Pediatric blood &Cancer, 66（4）, pp,e27575 *Journal of Pediatric Hematology/Oncology Nursing*, 40（4）, 226-234.

13）Thornton,C.P.,Cemerjan,C.,et al.（2023）Why Psychosocial Care Matters:Parent Preparedness and Understanding Predict Psychosocial Function When Children Return to School After Cancer, *Journal of Pediatric Hematology/Oncology Nursing*, 40（4）, 226-234.

14）Parrillo,E.,Perrin.N.,et al.（2023）Developing Tool for Measuring Parent Knowledge and Barriers to Supportive School integration After Diagnosis of Childhood Cancer, *Journal of Pediatric Hematology/Oncology Nursing*, 40（4）, 217-225.

15）下山京子、三浦尚平、他２名（2023）小児がん経験者の復学支援に関する海外における動向-文献検討より-、小児がん看護、18（2）, p478（口演より）.

16）中垣紀子、堀部敬三、他２名（2010）小児がん患児に関する復学支援の取り組み－愛知県における実態調査－、小児がん、47（2）、275-280.

17）平賀紀子、古谷佳由理（2011）小児がん患児の復学支援に関する文献検討、日本小児看護学会誌、20（2）、72-78.

18）森口清美、大見サキエ（2017）：長期入院を経験した慢性疾患がある子どもへの復学支援に関する文献検討、岐阜聖徳学園大学看護学研究、第２号、45-55.

19）上別府圭子・東樹京子他２名（2012）日本の医療機関いわゆる院内学級における小児がん患者の復学に向けた取り組み:質問紙調査による現状分析、日本小児・血液・がん学会雑誌、49(1・2号)、79-85.

20）涌水理恵、平賀紀子、他１名（2013）小児がんで長期入院を余儀なくされた児への復学支援を考える、小児保健研究、72（6）、824-833.

21）大見サキエ、宮城島恭子、（他１名）（2014）復学支援した小児がん患児の母親の退院前後の思い－学校訪問し教員に説明した事例－第14回日本看護医療学会学術集会（於：椙山女学園大学）

22）山口そのえ、山本裕子、他２名（2015）小児がん患者の学習環境についての実態調査－院内学級に通級した事のある子どもの体験より－、小児がん看護、10（2）、p438.

23）内田正巳、原富ゆかり（2021）脳幹部出血を発症した児童の小学校復学とその後の関り、九州理学療法士学術大会誌、p27.

24）畑江郁子、三国久美、他１名（2017）小児がん体験者の退院後の生活と看護支援に関する文献検討、北海道医療大学看護福祉学部学会誌、13（1）、43-48.

25）山本佳恵、川根伸夫、他３名（2015）:長期療養患児への連絡カードを用いた復学支援の実際、滋賀医科大学看護学ジャーナル、1号、70-73.

26）後藤清香、塩飽仁（2019）小児がん患者の復学支援に関する文献検討、北日本看護学会誌、21（2）、53-63.

27）北沢貴子、山畑直美、他２名（2010）小児病棟における復学支援実施後の評価と今後の課題、小児がん、47（2）、326-327.

28）本多直子、祖父江育子（2019）小児がん患者における復学支援の介入評価に関する文献レビュー、小児がん看護、14（2）、p.395.

29）竹内文香、大滝優子、他４名（2019）再発小児がんで造血幹細胞移植を受けた学童患者の復学支援－復学支援スケジュールを用いて－第66回小児保健研究78巻講演集、p207.

30）深田亮、浅野由美、他５名（2018）動画を用いた階段昇降に対する介助方法の指導が復学支援に寄与した進行癌対麻痺患児の一例、理学療法学、45（6）、380-384.

31）松村知咲、栗木原真由美、他８名（2020）脳死肝移植を受けた思春期のレシピエントに対する術後管理から復学支援を含めた退院支援への取り組み、移植55巻、333.

32）徳野文子、田村亜希子、他４名（2015）入院中に高校受験できなかった小児がん患者に復学支援を行った1例、小児がん看護学会抄録p439.

33）水崎裕子、福川和人（2019）回復期病棟における高次機能障害を呈した女児に対し、学校訪問を通して早期復学が可能となった事例、九州作業療法学会誌、1.

34）河本誉李、水島道代、他１名（2023）固形肉腫をもつ学童前期の子どもと母親に対する復学支援-遠隔授業導入により母児の不安を払拭できた事例-、小児がん看護、18（2）、p477.

35）黒崎あかね、椿敦美、他５名（2023）小児がん治療を経験した患児による復園に向けた絵本作成の効果、小児がん看護、18（2）、p477.

36）中里早苗、土屋忠之、他１名（2019）精神疾患・心身症等の児童生徒の自立活動を充実させ、復学支援に生かす取組－尺度表「自分メーター」の活用を通して-、日本育療学会第23回学術集会抄録集、p26.

37）武田鉄郎、田中賀陽子、他３名（2009）病院内にある特別支援学級や特別支援学校（病弱）に関する実態調査、厚生労働科学研究費補助金（がん臨床研究事業）、上別府圭子（分担代表者）分担研究報告書（研究1）、小児がん患児のスムーズな復学のための本人、家族への支援に関する研究.

38）学校基本統計（文部科学省）長期入院児童生徒に対する教育支援に関する実態調査 https://www.mext.go.jp/a_menu/shotou/tokubetu/1358301.htm（2023.8.28閲覧）

39）平成30年度病気療養児に関する調査結果について（文部科学省）

https://www.mext.go.jp/content/20191225-mxt_tokubetu01-000003414-03.pdf（2023.11.12 閲覧）

40）令和４年度病気療養児に関する実態調査（文部科学省）
https://www.mext.go.jp/b_menu/houdou/2023/mext_00002.html（2023.11.12閲覧）

41）五島脩、泉真由子、他１名（2023）病気療養児の教育保障に関する実態調査-都道府県・指定都市教育委員会への質問紙調査から-、第32回日本育療学会学術集会（於：豊橋創造大学）

42）伊藤甲之介（2020）入院に伴う転学と復学支援について、鎌倉女子大学紀要、第27巻、101-106.

43）高野政子（2016）小児がん患児が入院中に原籍校とICTを用いて交流した復学支援プロセス、日本小児血液・がん学会誌、53（４）、p459.

44）高野政子（2018）小児がん患児に対して小学校教員がICTを用いて復学を支援するプロセス、日本小児血液・がん学会誌、55（４）、p393.

45）富田真弓、園田直子、他４名（2020）小児科病棟における患児の発達支援の現状と課題（２）-院内学級の復学における心理支援や他職種連携を中心に-、久留米大学心理学研究、第19号、49-58.

46）石井志昂（2022）フリースクールを考えたら最初に読む本、主婦の友社、東京.

47）平賀健太郎、野中らいら、他５名（2015）小児がん患児に対する特別支援教育コーディネーターの役割意識の構造とその影響要因、育療、58号、45-51.

48）住吉智子、田中美央、他１名（2018）小中学校養護教諭の小児がんの知識に関する実態調査、日本小児血液・がん学会学術集会、p384.

49）坪倉幸代、泊　祐子、他２名（2017）長期入院を必要とした白血病患児に対する復学支援の現状に関する文献検討、日本看護研究学会雑誌、40（３）、p369.

50）井上由紀子、塩飽仁（2021）小・中学校教員が経験した復学支援と自身が受けたサポート内容に関する実態調査、日本看護科学学会学術集会講演集41回、p354.

51）佐藤忠浩、藤井慶博（2021）入院により、特別支援学校に転学した児童生徒の復学支援システムに関する検討、秋田大学教育文化学部教育実践研究紀要、第43号、135-142.

52）後藤清香、塩飽仁、他１名（2018）小児がん拠点病院における看護師の復学支援に対する役割意識と課題、日本小児血液・がん学会雑誌55（４）、ｐ393.

53）武澤友弘（2018）がんの子どもが担当する看護師が捉える復学支援の連携、第65回日本保健協会学術集会抄録集、p233.

54）三上孝洋（2021）小児がんの治療に携わる看護師のアピアランスケアに対する認識、第19回日本小児がん看護学会学術集会学会誌、16（２）、353.

55）尾山奈穂、塩飽仁、他２名（2017）精神疾患をもつ患児の多職種による復学支援の実態調査、第20回北日本看護学会学術集会抄録集、p39.

56）野寺めぐみ、加藤かほり（2018）脳出血後の片麻痺患児に対する復学支援の１事例、日本リハビリテーション看護学会誌、８（１）、61-66.

57）片矢朋子、笠原恵、他４名（2019）びまん性軸索損傷後、復学に向けて院内外多職種で介入した男児一症例、理学療法福井、22巻、30-32.

58）坂爪一幸（2018）高次脳機能障害・発達障害のある子どもの就学・復学支援、日本リハビリテーション医学、55（4）、327-333.
59）絹谷果歩、法橋尚宏、他1名（2018）長期入院する高校生への教育支援の検討、日本小児血液・がん学会学術集会、p394.
60）川村眞智子、後藤晶子、他2名（2019）高校生がん患者の教育支援状況に関する調査、日本小児科学学会誌、123（3）、605-610.
61）寺田和樹、平川一夫、他8名（2022）入院中の高校生のがん患者に対する教育支援の取り組みと成果、日本小児血液・がん学会雑誌、59（3）、265-269.
62）関由紀子（2018）小児がんおよびAYAがん患者の長期フォローアップの現状と展望、長期フォローアップ体制整備事業の開始を受けて－入院中の子どもたちの学校教育の現状と課題　高校生への学習支援の試みとその評価、日本小児血液・がん学会雑誌、55（2）、148-152.
63）谷河璃香、石原卓、他3名（2023）医学生ボランティアによるがん治療で長期入院を必要とする高校生への学習支援、日本小児血液、がん学会雑誌、59（5）、440-442.

第３節　今後の復学支援の方向性 －包括的視点から－

復学支援は、20数年前に比較すると法的にも整備され、長期入院後の復学も比較的スムーズに行われるようになってきました。特に、がん拠点病院やその関連病院での支援体制の整備は目覚ましいものがありますが、それ以外の病院に入院している慢性疾患やその他の病弱児に関しては、教育的配慮がされていない児童・生徒も数多く存在し、全ての子どもの復学支援体制の整備はまだ途上であるといえます。以下に課題を踏まえた今後の活動の方向性について整理し（表３−３−１）、述べたいと思います。

１．現状に即した新たな法整備の必要性と支援体制、教育環境の充実

１）転学・遠隔授業等の学習保障と環境整備

教育に関する法的な整備が実施されてきたとはいえ、教育の機会に恵まれない児童・生徒がいます。前述したように（第３章第２節２．３）参照）、病気療養児に対する教育委員会による支援体制や支援基準の提示などにより転学等の手続きの支援は進んでいると思われますが、現在は転学しない児童・生徒が約８割となっています。さらにその約半数が在宅療養となっており、在宅療養児の教育支援の実態が不明であり、教育環境が担保できていない可能性があります。転学した場合は、前籍校が支援を全面的に実施していますが、復学支援会議や前籍校との交流や合同学習の実施率は高くないため、より一層推進する必要があります。医療機関や特別支援学校との連携は高いとはいえ、病気療養者である患児本人の満足度についての調査はありません。対面で患児・保護者、学校、医療者その他の専門職者が一堂に会して話し合う意義は大いにあります。コロナ禍であり、実施困難であったと推測されますが、可能な限り実施する必要があります。一方、がん拠点病院等では遠方からの出席は困難であるため、遠隔で実施することが多いと思います。特に前籍校との交流は、患児にとって学習面以上に必要な支援だと思います。遠隔教育に対する校内規定が未整備である、または教育委員会や学校の規定により出席扱い・単位認定できない等については、現実に即した対応について検討する必要があるでしょう。高校生については同時双方向型授業の出席認定を学校長判断に任されるという文科

表3-3-1 復学支援の活動の方向性

大項目	小項目	具体的な内容
現状に即した法整備と教育環境の充実	現状の実態把握と遠隔授業等の環境整備	1．復学した児童や保護者の満足度の実態把握 2．転学せずに在宅療養となっている児童の実態把握 3．学校および在宅療養児の遠隔授業環境整備（人材配置、ICT設備） 4．自治体による対応の格差をなくすような法的整備
	不適応となった児童生徒への教育保障	1．復学後、不適応となった児童生徒の実態把握 2．フリースクール在籍、在宅する児童生徒への教育支援
	医療と教育の連携強化のための人材配置	1．医療教育連携コーディネーター配置の増加 2．医療者に対する連携専門能力スタッフの存在の周知 3．学校・医療機関双方の連携窓口の周知、日常的な情報交換、連携システムづくり
復学支援の質向上のための取り組み	復学支援プログラムの作成と系統的支援活動評価	1．プログラムと一体となった評価項目の作成と実施 2．評価の対象を当事者（患児・家族）、教員、看護師等から調査する 3．看護計画に復学支援計画を含め、看護計画を展開する 4．多職種で評価できるようにルーブリック評価を作成・活用する
	看護師等医療者の人材育成	1．看護師の獲得すべき知識・技術（①学校の制度や物理的環境、学校全般に関すること、②高次脳機能障害③アピアランスに関する知識と対応、④多職種連携の知識・技術、⑤保護者・学校・外来看護師との連携のための知識・技術） 2．看護管理者は復学支援会議の調整役のトレーニングとその体制づくり 3．多様な入院環境でも復学支援を実施する体制づくりと必要性の啓発（混合病棟等）
	学校関係者の人材育成	1．学校関係者への啓発のための研修会、特に学校管理者への意識向上の促進 2．研修内容の拡大深化（①がんの子どもがクラスで果たしたい役割、クラスでがんや死について話し合うこと等、②復学者を受け入れる具体的な準備、周囲の受け入れる児童・生徒の心理面の理解と対処の知識、③医療的ケアについての知識・技術） 3．特別支援教育現職教員の事例検討にロールプレイングを取り入れたトレーニング
	専門基礎教育における復学支援教育	1．教材を活用した授業設定（絵本や紙芝居等の教材を活用した教育） 2．看護教育における授業設定可能な科目（小児看護、成人看護、がん看護、継続看護、退院支援、多職種連携等） 3．小児看護学での授業設定例（復学支援の必要性の検討と事例による支援会議をイメージした演習等） 4．養護教諭課程における授業設定例（復学支援会議を設定し、ロールプレイ演習）

当事者への支援	1．子どもへの支援（①子どもの発達段階、病状や認知、その他多くの個人要因を踏まえ、個別性を踏まえた個別支援計画立案・展開、②幼児期（保育園、幼稚園等）の復園支援の強化と保育士や幼稚園教諭への啓発、③学習やアピアランスに関する対応、④自己効力感やレジリエンスが高まるような対応、⑤病気説明に関する保護者との意見調整、⑥信頼関係を構築し、声掛けを行いいつでも相談に応じることができる環境整備） 2．家族への支援（①母親の復学後の心理的変化に注目し支援する、②家族関係の把握と支援、③きょうだい支援の強化、④祖父母への支援の実態把握と可能な支援の実施）
復学支援を促進するがん教育	絵本やインタビュー動画等を活用した授業展開、授業の工夫、評価改善しながら、がん教育を進める。対象は小学生・中学生・高校生、教員、その他の教諭を含む）
その他の取り組み	1．アクションリサーチの方法でより現実に即した多職種連携の課題の探求 2．復学後の学校に適応し、生活が再構築できるまでの支援を含めたプロセスの研究 3．病気や病状に関する周囲への「説明」「告知」「情報提供」等に関する研究の推進 4．自己開示に関する基本的な知識の獲得とコミュニケーション技術の修練

省の通知もあり、単位認定の幅も一段と拡大されました。しかし、一部自治体によっては認めていない事例があり、これは、その地域に在籍する子どもにとって不利益な対応と言わざるをえません。教育を受ける権利を平等に担保できるような法的整備が必要です。また、現状ではそういう地域もあるということを医療者は理解し、医療機関と学校の連携を強化して学ぶ権利を守っていくことが重要です。また、在宅療養児が増加していることから在宅での学習環境の整備やICT活用のための設備、人材配置が整っていない医療機関や学校もあることから、行政の支援を受けて教育環境の整備をする必要があります。

2）不適応となった児童生徒に対する教育保障

前述したように、病弱児が復学したものの、うまくいかずに不登校となった子どもに対する教育支援の実態は明らかになっていません。それらの子どもも含め、学習の機会を担保できるように、行政に協力を求めていく必要があります。「教育機会確保法」は不登校の児童・生徒を対象としていますが、多種多様な要因で不登校となった児童生徒がいます。その中に適切な復学支援が実施されなかったばかりに不登校となった児童・生徒もいることを周知する必要があります。不登校の児童生徒の居場所として文部科学省は民間の「フリースクール」を認めたものの、フリースクールは教育基本法の第一条に定義されている「学校」に該当しないため、国や自治体からの経済的支援はほとんどなく[1)]、ほぼ民間運営に依存している現状です。「教育機会確保法」は不登校の児童生徒の学ぶ権利を保障すると謳ってはいますが、現実には、この法律を基盤とした支援はあまりされていないといえるでしょう。不登校の児童生徒が急増している実態を踏まえ、児童生徒の教育を受ける権利を守るために、さらなる法的整備を求めていく必要があります。

３）医療と教育の連携強化のための人材配置

多くの調査報告から、教育機関と医療機関との連携の必要性や連携強化が指摘されていることから、そのための人員配置、連携強化のための仕組み作りが必要です。学校の人員配置については、第１章の第２節で述べたように、教員と教員以外の専門能力スタッフが配置されてきていますが、これらの情報は医療者自身もよく知っておく必要があるでしょう。そして、復学支援に関しては、これまで養護教諭、特別支援教育コーディネーターが連携する役割を担っていましたが、これらの職種以外では地域（学校）によっては、SSWなどの配置もあることやさらには医療教育連携コーディネーターの配置がなされつつあることも周知する必要があります。特に医療教育連携コーディネーターの配置については、より推進する必要があります。現状は全国の一部のモデル地域で取り組んでいるのみですが、どのような人材を、どのように配置するかを詳細に検討して、医療機関と学校がより充実した連携ができるような体制を整備する必要があります。また、医療機関での連携の窓口は、地域連携室の看護師やMSW等が担いますが、地域の学校と医療機関との双方の連携の窓口の職種や連絡先などの情報交換を行い、連携システムを構築しておく必要があります。

２．復学支援の質向上のための取り組み

１）復学支援プログラムの作成と系統的支援活動の評価

がん対策基本法の推進によって、復学支援体制はさらに充実させていく必要がありますが、その大きな課題として、復学支援プログラムの作成とその評価が指摘されています。日本において「復学支援プログラム」と銘打って、復学支援を実施し

たという報告はありませんが、敢えていうなら、筆者らが実施した教員向け研修会や学校に訪問して教員に説明する、道徳の時間に絵本を活用して小児がんの子どもの理解を促す活動などは、海外でいうところの復学支援プログラムに該当すると思います。また、各医療機関が実施している「復学支援会議」も復学支援プログラムといってよいでしょう。これまで筆者も含めて、支援と評価が一体となったものでなかったため、プログラムと表現していなかったと思います。最近では、医療・教育・福祉関連の分野では、復学支援の必要性は理解され、各医療機関や学校での支援体制は構築されつつあると思います。しかし、復学支援を実施していても実質的に目的に叶ったものか、目標は達成できたのか、継続性があるか、形骸化していないか等の検証があまりされないまま、現在に至っているように思われます。研究動向をみても、系統的な評価がされた報告はほとんどありません。現在では多くの医療機関が復学支援会議を開催しており、学校側は校内体制を整備し、医療機関との連携をさらに充実させようとしています。また、各医療機関でのマニュアル化が進み、「スケジュール表」、「パンフレット」、「連絡ノートや連絡カード」、「転校等の手続き資料」等の復学支援資料も作成されてきています。したがって、今後は実施したことが当事者である子どもや家族にとっての支援に結びついているかを念頭に、支援の方法や内容、結果を考察し評価することがより復学支援を充実させることにつながると思います。最近ではOTやPTなどの身体的・認知的機能の障害のある子どものリハビリテーションを主とした復学支援が積極的に報告されるようになり、運動機能や認知機能の側面から、復学支援の効果を図ることができています。しかし、支援の結果を総体的に評価している報告はほとんどありません。

そこで、看護師であれば、入院した時に患児・家族の状況を情報収集・アセスメントして看護計画を立案し、実施、評価してさらに情報収集・アセスメント、計画修正等看護のプロセスを展開しており、この計画に復学支援計画を組み入れ、同様に改善していくことは可能だと思います。例えば、入院時に行う復学支援の基本的内容（第３章第１節、表3−1−2）を参考に、復学支援として実践する計画項目とそれに対応した５段階評価を合わせて作成することができます。また、復学支援会議を開催する場合、多職種が関わるため、評価が難しい側面もありますが、あらかじめ、支援会議の目標および評価項目を設定して評価をすると全体の目標達成の程度を確認することができます。多職種の専門家が関わった事例について、誰もが共通して理解できるように、いわゆるルーブリック評価を活用してもよいでしょう。

学校関係者の校内体制の整備に関しても同様に、保護者・きょうだいに対して、がんの子どもに対して、児童・生徒（クラスメイト、全校生徒等）に対して、教員に対して　それぞれにどのような支援が必要かを考え、それぞれの目標と評価項目を作成する必要があります。

海外では、介入プログラムを評価するために教員、患児、保護者、看護師等に対して、５段階で質問し、その結果を評価としています[2)]。このような評価をもとに改善点が見出されるとさらに充実した復学支援活動が実施できると思います。その他の支援活動についても同様です。もちろん、復学支援プログラムができれば、その目標に合わせた評価項目も作成しやすいと思いますので、プログラム作成と同時に評価項目の作成ができることが期待されます。現在、入院から復学までの各時期における目標設定の「プロトタイプ」が提案されています[3)]が、具体的に何を行うのか方法論も含めたプログラム作成が期待されます。ただ、医療機関によって事情が異なるため、患児・家族の不安を軽減し、安心して生活できるという点を中心において、それぞれの状況に合わせた評価活動が望ましいです。

2）看護師等医療者の人材育成

多くの医療機関で復学支援体制が急速に整備されてきていると思われますが、中には一度体制が整備されたにも関わらず、中断、消滅した残念な医療機関もあると聞きます。医療機関の様々な背景があったとしても、そこに勤務する医療者ひとり一人の復学支援に関する意識が重要だと思います。したがって、目的をもった人材育成が不可欠です。

(1)　獲得が必要な知識・技術

看護師は学校の物理的・人的環境や教育制度の理解が不十分なまま支援しているとの指摘[4)]があるため、患者の学習進度や行事など具体的な学校生活全般に関する知識の他、前述した（第２章の第４～７節参照）教育方法など具体的知識の獲得が必要です。また、治療後の容姿に関して患児のアピアランスケアの問題にも対応を迫られており[5)]、それについて学ぶことは看護師の対応時のジレンマを軽減させ、自己効力感を高め、患児への介入がより積極的にできるようになると思われます。同様に高次脳機能障害に関する知識や対応についても強化する必要があります。

さらに看護師は、保護者や担任・養護教諭、外来看護師との連携も十分ではないとの指摘があり、多職種連携のための知識と技術の獲得も必要だと思います。

(2)　多職種連携の教育

復学支援活動で重要なことは、保健・医療・福祉・教育の専門家が復学支援の必要な子どもに対して、自らの役割を理解し、連携してその役割を果たすことだと思います。いわゆる「多職種連携」です。IPWとしてこの概念が取りざたされるようになったのは、埼玉県立大学[6)]によると1990年代からです。そして「専門職連携（IPW：Interprofessional Work）」は、『複数の領域の専門職が各々の技術と知識をもとに共通の目標を目指す協働』と定義され、また、『専門職連携教育（IPE：Interprofessional Education）は複数の領域の専門職者が連携およびケアの質を改善するために、同じ場所でともに学び、お互いから学び合いながら、お互いのことを学ぶこと（CAIPE, 2002）』と定義されている」と述べています。また、「IPW/IPEが提唱されるようになった背景には、保健医療福祉サービスを提供する多くの専門職が生み出され、確立されてきましたが、その一方で各職種が各専門性の視点からのアプローチを主張もしくは強調するあまり、患者・利用者に対するサービスが対象者のまさに今解決するべき問題に対しての支援でなく、専門職の独自のニーズの側面からの支援となり、『分化』が過度に起きてきたという批判が強まってきたからだと言われています。こうした『専門家主義』を脱して、効果的な連携協働をするために、IPWの考え方が注目されるようになりました」[6)]。これまでの看護教育においても医療機関内でのチーム医療を目指した教育を実施してきましたが、最近のカリキュラム改正では看護の対象者を「生活者」としてとらえ、在宅療養の患者への看護を強化する内容に変更されてきました。そのため、医療機関内での多職種のみでなく、機関外での多職種との連携が求められてきており、いかに「多職種連携」していくかが、課題となっています。しかし、現職看護師等医療者がどの程度、多職種連携について教育を受けてきているのか、わかりません。また、多くの大学でカリキュラムにどの程度その基礎的知識の提供が組み込まれているかは定かではありません。「多職種連携」という呼称についてなんとなくイメージはできていても、学ぶ機会は少なく、実際、多職種連携するための知識や技術は十分ではないと思われます。例えば、「協働」に必要なパートナーシップ、相互支援、情報の共有の方法やチーム形成のためのグループの考え方、チームビルディング時のディスカッションのルールや合意形成の方法など、さらには専門職としての総合的な能力、基本技術等様々な能力を育成する必要があります。

筆者は、看護学部創設時のカリキュラム構成として、1年生から4年生で段階的に「多職種連携」を学べるように科目配置を行い、他学部の学生と学ぶ機会を設定しました[7)]。特別支援学校における看護師と教員との連携について多くの課題が指摘されていた[8)]ことから、教育学部特別支援教育専修と看護学部学生が合同で学習できる科目「特別支援教育・看護合同演習」を設定しました。例えば。授業中、気管カニューレ装着中の児童が痰により苦しそうにしているのを見た看護師が痰の吸引をしたところ、授業をしている教員は、看護師の授業を中断する行為を快く思わず、教員と看護師の関係は悪化するという事態がありました。教員は授業を優先し、看護師は吸引を優先しようとするためです。教員は「看護師は授業の流れがわかっていない」、看護師は「教員は吸引の重要性がわかっていない」と双方に批判し、専門的見地に固執するあまり児童の立場を忘れてしまうのです。教員、看護師がそれぞれに何を重要視しているか、相互理解と信頼があり有意義な連携が取れてこそ、児童に必要な対応が達成できるのです。筆者は、学生時代こそ、専門以外の分野をも学ぶ、垣間見る機会が提供されるべきであり、そのことによって学生が視野を広め、連携する他分野の専門職への理解と敬意が醸成されると考えています。この科目の最終講義の学びのディスカッションではそれぞれの専門性の背景から、学生は「自分たちが日常的に使用している言葉が同じ言葉でも意味が違う」、「通じない」、「考え方が違う」、「面白い」など戸惑いながらも新しい発見をしており、連携するためには、その背景や専門性を理解し、相互に尊重する姿勢が重要だと実感として学んでいました。この科目は現在も継続して実施されています[9)]。他には教育学部保育専修と看護学部保健師・養護教諭課程の学生が共通の事例を通して学ぶ「多職種連携実践演習」科目も設定し、具体的連携の考え方や方法を学習しています。実際、IPEの教育評価を検証した結果、教育の成果が認められました[10)]。このようにカリキュラムに系統的に組み込むことでIPWの考え方が浸透し、学生時代から自分の専門性を自覚するとともに、他分野の専門性との相違について気づく経験をすることは、卒業後多職種連携する時に、協働しやすくなる素地を醸成することにつながると考えています。

臨床においては、現任教育（OJT）として病棟や病院全体の研修の機会を設定し、啓発する必要があります。そして、同時に小児がん患児・家族の当事者に関わった看護師の経験を蓄積し、具体的なより効果的な関わり方を情報提供していく必要があります。これらの経験が連携をスムーズに行うことにつながると思います。

病棟では保育士やCLS等の日常生活を支援する専門職との連携も必要であり、日頃から信頼関係を構築し、協働して支援する必要があります。一方、外来看護師との連携が不十分であり、病棟と一貫した復学支援を行うためにも連携体制をより充実していく必要があります。実際、退院後の患児の外来受診日に病棟で受け持ちだった看護師が外来に出向き、患児家族との面会をルーチーン化している病院もあると聞きます。また、院内学級の教員との連携も十分ではないという医療機関もあり、連絡ノートなどを使った情報交換による連携や、さらにOT、PT、STや心理士等との連携も充実させていく必要もあります。

多職種が連携するには、チームで関わるための基本的な姿勢やコミュニケーション能力、自分の専門性の役割と限界を知り、他分野の専門職の役割や立場を尊重できる能力、自分ができないところを他分野の専門職に委譲できる能力、目標達成するために協働できる能力等多様な能力が求められるため、その啓発のための教育が必要です。

(3)　復学支援会議を効果的に運営するための調整役の系統的トレーニング

復学支援会議は復学支援を成功に導く重要な要素だと考えています。入院後は状況に応じて復学支援会議を早期に開催する必要があります。各病棟でその手続きについては、マニュアル化し、それに沿って進めていく必要があります。情報を整理し、患児・家族、教員との調整をする調整役が重要な役割を担っています。病棟によっては、その調整役は、病棟の看護師（退院調整看護師や受け持ち看護師等）や院内学級（特別支援学級）の教員が担うことが多いようです。そこで、看護職者であった場合、どのように進めていくか、訓練が必要です。第２章で紹介したように、情報収集や復学支援会議の方法は、実施していくうちに徐々により効率的に実施できるようになると思います。ただ、会の調整者（司会者）については、参加した患児・家族、学校の先生方が和やかな雰囲気の中で自由に発言できるようなファシリテーター的役割が求められており、発言を促したり、調整したりするなどの一定のコミュニケーション能力のスキルが必要だと思います。

よくある場面ですが、例えば、医師が学校生活は「普通に過ごしていいですよ」といった場合、その場では、学校の教員は一瞬納得したような表情をされますが、家族は不安が増強するということがあります。医師の「普通」と教員、家族の「普通」はそれぞれイメージが異なりますので、調整者は「具体的に普通とはどのようなことでしょうか？」と医師に補足説明してもらう発言が求められます。医師も具体的に回答できない場合、学校の教員の協力を得て、どの程度の活動なら可能かとその場で具体的に話し合う必要があります。同様に「だんだんと学校生活に慣れていけばいいですよ」という説明に、伝えた医療者と教員、家族の「だんだんと」の意味が異なり、数日以内なのか、週単位か、月単位なのか、具体的に、そして、どのような状態なら次のステップに進めるかなど具体的にする必要があります。「だんだん」の判断は、子どもの様子をよく観察し、子どもの思いをよく聞いた上で判断する必要があります。実際、復学後午前中登校３日目でしたが、元気そうにしている子どもをみて、通常通りの活動が可能と担任が判断してしまい、子どもに通常の掃除当番を指示し、子どもは何も言い出せず、辛い思いをしたという事例があります。

その他、多職種が参加しているため、それぞれの職種の専門性を理解し、それぞれの立場を尊重した会の運営をしていく必要があります。したがって、病棟の管理職は調整役を担う担当者が円滑に実践できるようにマニュアルを作成するだけでなく、実践的場面での細やかな指導を通して育成を心掛ける必要があります。つまり、調整者を系統的にトレーニングする必要があります。ここで特に留意したいことは、マニュアル通りにやれば、患児・家族の意思を尊重した会議ができるかというとそうではありません。参加者がその場で発言できずにもやもやとした表情をしていたら、会議後の関わりが重要です。その場で解決できなくても、問題が見出され、解決のヒントになることもあるため、会議中だけでなく、会議後の参加者の表情や態度など細やかな観察を通して、支援会議の評価をする必要があります。事前の情報収集を踏まえた話し合いたい内容などが十分出尽くしたかどうかの判断、解決策が共有できたか、参加者の満足度なども評価する必要があります。今後は復学支援会議で実施する項目に合わせた評価表を作成する必要があるでしょう。復学支援会議は回を重ねるにつれ、会議の運営、進行もスムーズにできるようになります。しかし、事例によって、対応を変更しなければならないこともあり、例えば、患児に最初から参加してもらうか、どの時点で参加してもらうかなど検討して、事前に同意を取っておくなどです。役割分担は、調整者のトレーニングの機会と捉え、看護師の担当や経験などを考慮して参加者の構成を行う必要があります。また、筆者らの場合、会議録は逐一作成し、病棟や院内学級には会議録を提供しました。時には、保護者からも会議録を要望され、配布したところ、学校に説明する時にとても役立ったと述べていました。これはそのまま文字に残って伝達される手段になったと思われ、このようにポイントを整理して必要に応じて保護者や学校関係者にも配布することは、情報を共有し確認する資料になります。ただ、事例によって配布するかどうかは判断する必要があると思います。また、前述したように、復学支援プログラムの流れに沿って、筆者らが作成した絵本やパンフレットをさらに効果的に活用することもお勧めします。復学支援ツールは会議前、会議中、後のいずれかの場面で紹介し、必要に応じて一緒に見てもらいながら、説明することでより一層、教員の理解に役立ち、今後のことの見通しがもて、保護者も教員も不安が軽減するでしょう。

⑷　多様な入院環境でも復学支援を実施するという意識向上と体制づくり

前述した（第Ｉ章第７節参照）ようにがん拠点病院や関連病院以外に入院している子どもの教育保障については、各医療機関に院内学級や訪問教室の制度がない場合、保護者に任されていることが多いことが明らかになっています。このような場合、医療・福祉関係の専門家や保護者がどの程度、子どもの教育の保障に関する知識があるかが重要です。医療者は子どもの学ぶ権利の保障と学ぶための仲間づくりや学習環境の整備を行うことは、小児医療の質向上に寄与することを十二分に認識する必要があります。子どもは、「学習のことは触れられたくない」と思っている反面、「とても心配して」おり、特に中学・高校生は進学や進路のことを心配しているため、積極的に働きかける必要があります。「もっと学習について気持ちを聞いてほしかった」という切実な子どもの思いを念頭に、保護者がその認識が低い場合は、医療・福祉関係者は患児や保護者に対して、その必要性と様々な教育保障に関する情報提供を行い、意思決定できるように支援する必要があります。学校関係者と連携することでさらに充実すると思われます。

しかし、看護職に関しては、十分役割意識が醸成されていないという指摘もあります。そのために、臨床現場では、幼児期から思春期（高校生）におよぶ子どもが入院してきた場合、常にどの子どもに対しても復学支援（教育支援）の必要性を認識し、入院中から退院を見据えて、どのような働きかけが必要かを情報収集、アセスメントし、復学支援計画を立てるように病棟でシステム化しておく必要があります。どの子どもに対しても復学支援が行われるように、看護師をはじめとする医療スタッフの意識向上のための定期的な研修会を開催し、卒業後の教育を充実させていく必要があります。また、病棟のみでなく、各専門領域（MSWやTP、OT）、心理職やCLSなどの多職種の分野においても意識啓発のための研修会が実施される必要があります。復学支援は多職種が連携し、患児・家族にとって最も適した支援を実践する必要があり、そのための相互の情報共有や意見交換が必要となり、病棟・

外来や各施設の専門スタッフの専門領域を超えた院内全体での取り組みが求められてきます。看護職であれば、看護師のラダー教育に組み組む方法もあるでしょう。

昨今の少子化の影響を受けて、子どもの入院が減少し、現在は小児病棟や小児科病棟は減少の一途をたどり、子どもの入院先は他の診療科との混合病棟が増加してきており、50年前に逆戻りしつつあります。そのため、特に成人と同じ病棟で看護される子どもの復学支援が行われるかどうかは、看護師、あえていうなら、看護部長や看護師長、あるいは、MSW等の認識の程度によって左右されやすいでしょう。小児看護の経験のない看護師が勤務する混合病棟では、復学支援がますます実施されにくくなる可能性が大きいと懸念します。子どもが入院する病棟の看護管理者の方々には、復学支援の必要性を理解したうえで、病棟内の復学支援のためのシステム化、病棟スタッフの育成の必要性を十分に認識する必要があります。どの病棟で勤務していても子どもに関わる医療・福祉専門職は「復学支援」の必要性を忘れてはなりません。これまで多方面で培われてきた様々な知見やマニュアルや復学支援に関する資料等を活用し、多様な入院環境であっても復学支援の方法を工夫して実行していくことが望まれます。

3）学校関係者（教員、養護教諭等）の人材育成

⑴　支援充実のための現職教員、管理職への研修

これまでの様々な調査から、教員は病気の理解や当事者である子どもや家族に対する対応について知識が必要と思っており、同様に養護教諭も専門的観点から長期療養者に関する知識を求めているため、一般の教員はじめ、養護教諭、特別支援教育コーディネーター等の研修会の機会が必要です。これは、県や市の教育委員会や学校長会議等で全体的な方針として実施することが望ましいです。何故なら各学校での支援体制の構築には、学校長等の管理職の理解が鍵となるため最も重要であるからです。管理職対象の啓発のための研修会は特に継続的に実施する必要があります。例えば、養護教諭や心理士が復学する子どもの思いに寄り添い、支援体制ができるように尽力しましたが、管理職の考え方（復学支援に関する認識や関心の程度）に左右され、担任までも支援を諦めてしまい、結局、不登校になってしまった子どももいます。また、特別支援教育コーディネーターの役割が重要です。しかし、この専門職の教員は十分支援の意義を理解し、支援しようと努力していますが、全体で支援していく体制整備は校内の教員全員が病弱教育やコーディネーターの役割と

意義を理解しないと実現しないと困難感を感じており、そのためにも管理職をはじめとする、教員全体への啓発のための研修が必要です。教員や養護教諭は復学支援の必要性を認識し、当事者の子どもや家族に対応しようとしていますが、校内体制が整備されない場合、子どもと学校の体制との間でジレンマを抱えている現状があります。担任や養護教諭等の支援を側面からサポートし、また周囲の教員の理解と協力体制が構築できるようにサポートすることがまさに管理職には求められているのです。

一方、研修会の内容として、例えばがんの子どもの場合、「病気」、「治療や副作用」、「感染予防」、「がんの子どもの情緒的反応」、「がんの子どもに関する情報や相談窓口等の社会資源」、「がんの子どもにとっての闘病体験の意味」、「がんの子どもに対するクラスメイトの気持ち」等が考えられますが、さらに教員の理解や対応の知識が乏しいと指摘されている[11]以下のような内容も追加して研修を進めていく必要があります。それは、「がんの子どもがどの程度クラスで役割を果たしたいと思っているかを知ること」、「クラスで“死”や“がん”について話し合うこと」、「がんの子どもと将来の学校やキャリアプランについて話し合うこと」、「がんの子どもに対する自分の反応についての対処」、「脱毛などの問題が起きたときの調整について」、「学業や行動に関することについて両親と話し合うこと」等であり、教員の知識の獲得と対処能力を高める内容を強化する必要があります。特に復学する子どもがクラスメイトに受け入れられるための具体的な準備、受け入れるクラスメイトの心理面の理解とその対処などを忘れてはなりません。

その他、退院後、復学しても学校で医療的側面の配慮が必要な子どもが増加しているため、継続して医療的ケアの支援ができるための知識や技術の獲得も求められています。

⑵　特別支援教育の現職教員のトレーニング

医療専門職が臨床で人材育成すると同様、学校の教員も復学支援のための人材育成を試みています。下村[12]は、院内学級に勤務経験のある教職員を対象にした調査で、退院時の連携の課題として前籍校によって支援会議の参加者や内容に格差があり支援会議を安全に運営することは主催者や参加者に左右されないシステム構築が不可欠であると述べています。そこで熊本大学で試みている関係諸機関が一堂に会して、情報交換や協議を行い児童生徒の生活全般を踏まえた支援を検討する支援会議PATH（Planning Alternative Tomorrow with Hope）の方法を取り入れて退院前支援会議を想定したロールプレイによるPATH研修会を実施しており、その結果を報告しているので紹介します。

対象は院内学級中学部教員８名で、生徒１名に対し、教員６名が本人役、母親役、院内学級担任役、前籍校担任役、見学者２名、医療スタッフは不在という設定で、プロセスに沿ってロールプレイし、その後に提出された各自の感想を整理しています。ロールプレイ中の感想には、転学後を見据えた心構えの必要性や、支援者の存在が安心につながると感じていた一方で、イメージが持ちにくいことや前籍校への不安や聞き足りないなどの感想もありました。また、ロールプレイ後の感想では、支援会議を通して、生徒に対して共通理解ができたこと、生徒自身の自己理解が促進されたこと、前向きな話し合いができて退院後の見通しがもてたこと等生徒に寄り添った機会になっていると感じていました。その一方で、このプログラムのゴールの設定や各役割のシナリオの書きづらさ、コメントが抽象的であるなど運用上の課題も見出されていました。さらに、支援会議前には参加者への丁寧な説明を心掛けることや緊張をほぐすためのアイスブレイクも取り入れる必要があることも示唆されています。このような復学支援会議の模擬練習は支援会議の参加者や内容の差を極力少なくするために有効な方法であると思われます。今回の模擬練習では、実際、中学部の子どもに普段から接している現職教員ですら、各役割に戸惑い、具体的な場面のイメージができないと感じていることから、このようなトレーニングは、ある程度繰り返し経験する必要があります。そして、それらの経験をエッセンスとして整理して、周囲の他教員に引き継いでいくことが重要です。

4）専門基礎教育における復学支援教育

(1)　授業設定の工夫

福祉系の大学生対象に、絵本を活用し、復学支援の教育をしているところ[13]や教員養成課程の学生に人形劇の活用で復学支援の理解促進を試みている報告があります[14]が、それ以外は現在のところ、復学支援を題材にした授業について実施しているという報告は見当たりません。看護師養成課程の学生の場合、対象が小児と家族であるため、小児看護学分野で取り組まれることが考えられますが、現状ではどの程度復学支援について講義や演習等が実施されているのか実態調査もなく、専門基礎教育での取り組みは少ないと思われます。小児看護学のみでなく、AYA世代も含まれるために成人看護学やがん看護、継続看護や退院支援、多職種連携等の科目の中に、「復学支援」を取り入れた教育を計画することが可能です。シラバスの授業概要、授業計画等に必ず含めて実施することで、確実な啓発活動につながると思います。その他OT、PT、ST、MSW等の専門職の教育課程においても、同様のカリキュラム設定をすることにより、意識的に復学支援に取り組めるようになると思います。授業の目標として、まずは「復学支援の必要性」を十分理解することが最も重要であり、次いで「支援の方法」については、復学支援会議の概要が理解できるように設定する必要があります。

⑵　小児看護学分野での授業設定

看護基礎教育において、小児看護学の分野では「復学支援」の講義と復学支援会議について模擬事例を提示し、どのような参加者が集合するか、考える演習ができます。その上で医療者側の調整役（看護師やMSW）や医師、その他の医療者、患児･家族、院内学級担当教員、学校関係者の管理職、担任、養護教諭やコーディネーター等の参加者がそれぞれどのような役割を果たせるのか検討する、どのような情報を要望しているか、逆に提供してくれるかを検討することができます。そして、復学に必要な話し合いの内容や事前情報収集には何が必要か等も考える機会になります。この事例検討で患児・家族の理解、現在の入院中の日常生活と学校生活とのギャップや交友関係、学習環境等をよりイメージして検討することが可能となります。まさに復学する子どもがどのような環境におかれるか、まずは学生間で意見交換することは意義あることと考えます。このように今後、どの看護師養成機関における基礎教育に復学支援を必ず組み込むことが、さらに復学支援を充実させる一助になると思います。

⑶　養護教諭課程の授業設定

一方、通常の初等・中等教育における学校に配置されている養護教諭は、児童生徒等の健全で健やかな育成を担う重要な役割があります。入院や退院における児童生徒・保護者との対応、学校内での教職員からの情報収集と共有、特に担任との連絡調整などの役割があります。今回のテーマである病弱児の復学支援については、重要な役割を担うと考えられます。したがって、養護教諭が復学支援の意義と復学支援会議等の方法を理解することは重要であり、スムーズに復学が行われる重要なキーパーソンになると考えます。養護教諭の養成は、通常の教育学部（短大）での養成だけでなく、最近は看護師養成大学の教育の選択課程として「養護教諭養成課程」が併設され、看護師資格のある養護教諭が増加しています。どちらの養護教諭養成課程でも、養護教諭の職務[15)]のうちの「健康相談：心身への健康課題への対応、児童生徒の支援にあたっての関係者との連携」があり、養護教諭がキーパーソンとなり、学校医やSSCやSSW等との連携、地域の医療機関等との連携があります。そのため、養護教諭養成課程では、医療機関と最も強いパイプ役として復学支援に関する知識やスキルを養成する必要があります。

そこで、筆者は養護教諭課程専攻の学生の授業を担当していた関係から、必須科目「教職実践演習」の授業の一環として、復学支援について授業（講義1回、演習1回）を実施しました。ここでは復学支援会議の模擬事例を作成し、ロールプレイの演習を実施しました。まずは復学支援の必要性、現状と課題を話した後、復学支援ツールの紹介、復学支援会議の方法について、復学支援に関する文献を提示しながら講義や演習（復学支援会議のロールプレイ）を実施しました。事例は病棟で退院前の復学支援会議が開催され、新人看護師で患児の受け持ち看護師が調整役をするという設定でした。その他、養護教諭、担任、患児、家族、医師、院内学級教員を養護教諭養成選択の学生と教員で、それぞれに配役を学生自身で決めて実施しました。事前に事例に沿って練習して臨みました。学生は戸惑いながらも精一杯演技して、会議の目標を達成させるべく様々な意見交換をしました。学生の感想の一部を紹介します（学生さんの同意を得ています）。

〈ロールプレイについて〉
・十分患児の状態をイメージできていなかったため、患児の気持ちに配慮した質問ができなかった。
・養護教諭として、学校生活についてどのような問題がおきるか、イメージが不足していて、話を広げて聞くことができなかった。
・ロールプレイを通して、このような会議が実際臨床では実施されており、患児・家族や教員の不安を払拭し、明日に向け一歩踏み出せる機会になると思った。
〈復学支援講義について〉
・長期入院する子どもにとって復学支援は重要であることがわかった。
・学校の先生方が病気のことや入院生活のこと、子どもや保護者の気持ちを理解することは、難しいのだと思った。
・病院側が情報を提供する重要性がわかった。
・復学支援は学校側の療養に対する認識不足と病院側の学校に対する認識不足にあり、双方に歩み寄り、患児の人生のためにできる支援を考えていくことが重要である。
・患児の不安を明確にしていく必要性がわかった。
・多方面の連携が必要であり、十分な支援をするためには多くの時間と労力を要する。
・復学の成功には、復学する周囲の子どもの支援が大事だとわかった。

筆者自身、今回初めての体験でしたが、企画した担当者として事例の提示方法や時間配分等多くの課題が残りました。特にロールプレイ実施時のそのもののスキルの訓練と今回の事例のイメージつくりが重要だと思いました。学生は４年生であり、後期の授業であり、すでに小児看護学実習は終了し、演習や他の授業等でもロールプレイは実施しているため、子どもや保護者、看護師等のイメージはおおよそできていると思っていました。しかし、事後の感想にもあるように、イメージが不足しており、各学生の自分の配役についてのイメージをもっと膨らませ、それらについて相互にディスカッションすることでよりリアルなイメージに近づけるような工夫が必要だと思いました。そして、復学支援会議に出席する保護者、看護師、養護教諭等がどのような質問や不安をもっているかを事前に具体的に提示した方がよりイメージしやすかったのではないかと思います。学生は、復学支援会議には多くの準備が必要であり、スキルも必要であることを実感として理解できていたと思われ、ロールプレイであるからこそ、学習できた部分も大きいと思われます。今後、演習計画については、教員として授業案を洗練して十分準備し、臨むことが重要だと思います。

また、模擬事例で復学支援を実施しているDVD作成や、アプリの開発により復学支援会議のイメージつくりのための教材開発が期待されます。

３．当事者への復学支援

１）子どもへの支援

子どもの復学支援は、子どもの発達段階、子どもの病状や認知、学校での友人関係や学習状況、学校関係者の認識や家族との連携、家族の認知と家族関係、居住地と学校の距離など物理的な側面等様々な要因によって、異なるため、個別の支援計画を立てることが最も重要です。まず入院中は学校やクラスメイトとのつながりが維持できるような継続的な支援をする必要があります。具体的にはその子どもがどのようなつながりを望んでいるのかを把握して、支援することが重要です。学習活動については、学習の遅れを気にしていても申し出ることができない子ども、受験を控えて治療中に可能かどうか相談できない子ども、受験を諦めてしまう子ども、病状認知の程度によって学習を避ける子ども、保護者と意見が不一致で葛藤を抱えている子ども等不安定な心理状況に置かれた子どもに対しては、支援に関する情報提供をしながら本人が意思決定できるように支援していきます。さらに、周囲への病状の説明や容姿等のアピアランスに関する問題についても男女関係なく、悩んでいます。そういう悩みを表面化して訴えなくても、意識の中では常に葛藤し、苦しんでいますので、その子どもの自己開示する状況や場面、気持ち等をよく観察し、働きかけていく必要があります。この場合、子どもとの相互の信頼関係がとても重要となります。また、多くの子どもは、病気になったことで自尊心や自己効力感、レジリエンスが低下しているため、日常生活の中で自信を取り戻す関わり、小さな達成感が感じられるような関わりの工夫をすることが支援となります。様々な不安を抱いていることが明らかになっていますので、「いつでもなんでも相談してもいいよ」というメッセージを送り続けることが重要だと思います。

また、幼児期に発症した子どもの復園や小学校に遅れて入学する子どもに対する復学支援が十分ではないため、幼稚園のみでなく、保育所や認定こども園等で勤務する保育士・幼稚園教諭等に対して啓発するとともに、幼児期の子どもへの支援を強化する必要があります。

２）家族への支援

家族のうち特に母親は入院から退院、復学したその後も常に不安や心配事を抱えながら、肉体的にも限界を感じながらも子どもを精一杯支えています。復学後の学校の対応や帰宅後の子どもの生活の様子に複雑な思いを抱えています。学校の教員をはじめ、周囲の人たちは、退院したから、「もう、配慮する必要はない」と思い、うっかりそのような言葉をかけられた母親は「現状を理解してもらえていない」もどかしさと共に「もう、これ以上頑張れない」という思いを持っていた事例もあります。家族に関わる教員や医療者は、家族と周囲との思いのギャップがある可能性を認識し、家族への対応をする必要があります。一般的には、病気が治り、ほっとして安心する、周囲からも「よかったね」と声をかけられることが多いでしょう。しかし、慢性疾患、特に小児がんの場合、個人差はありますが、退院しても、復学してからも様々な不安を持っており、母親は常に気を張り詰めている状態に置かれていると言えるでしょう。

復学後の母親や患児の思いを調査した結果にもあるように、周囲の支援者は復学後の思いを吐露できる場として、人として、患児・家族の前に立てるように関わっていくことが重要だと思います。さらに、退院してからの母親の心理に注目した支援を検討していく必要があります。特に患児が入院することで家族関係が大きく変化することがあります。家族関係の変化を見極め、その家族の強みを見出すことで、家族を側面から支援していく必要があります。

きょうだい支援については、検討されつつありますが、まだ、十分ではありません。とはいえ医療者ができる支援にも限界があります。保護者・学校と連携しながら支援していく必要があります。また、祖父母の支援については、ほとんど支援の報告がないため、今後の現状の実態を明らかにする必要があります。特に核家族化が進行しているため、家族関係をアセスメントする時に祖父母に関するイメージが不足している可能性があります。今後は、海外で既に実施されている祖父母への支援を参考として可能な支援方法を検討する必要があります。

４．復学支援を促進するがん教育

2016年に改正した「がん対策基本法」に基づき、厚生労働省は第４期がん対策推進計画（2023年～ 2028年）を策定[16)]し、「誰一人取り残さないがん対策を推進し、全ての国民とがんの克服を目指す」ことを目標に掲げています。そして、「がんとの共生」分野の目標として、「がんになっても安心して生活し、尊厳を持って生きることのできる地域共生社会を実現することで、すべてのがん患者及びその家族等の療養生活の質の向上を目指す」としています。同様に文部科学省は「がん教育」の目標を「がんについて正しく理解する」「健康と命の大切さについて主体的に考える」と掲げ[17)]、具体的には①がんとは（がんの要因等)、②がんの種類とその経験、③我が国のがんの状況、④がんの予防、⑤がんの早期発見・がん検診、⑥がんの治療法、⑦がん治療における緩和ケア、⑧がん患者の生活の質、⑨がん患者への理解と共生の９項目としています[17)]。

また小学校は2020年度から、中学校は2021年度から、高等学校は2022年度から必修化になりました[18)]。中学校や高等学校では、保健体育の中で、生活習慣と健康、生活習慣病などの予防について学習する際に「がんについても取り扱う」とし、また小学校でも、特別の教科：道徳、総合的な学習（探究）の時間、特別活動などで、児童生徒の発達の段階や学校、地域の実態に応じて取り組むとされています[18)]。しかし文部科学省のホームページに掲載されている「がん教育推進のための教材 補助教材」には小児がんの内容は絵本（友だち～ぼくとゆう君～）以外ほとんど見当たりません。小児のがんは、生活習慣病とは関係なく特発的に発生するものであり、予防という観点からは説明できないため、生活習慣病が「がんの要因」であると教えられた場合、がん治療を行った子どもに対して「生活習慣を守っていなかった」という偏見の目を向けられる懸念があります。そこで、筆者らは、小学生を対象に、小児がんと闘った子どもが入院中から復学した後の頑張りと成長を描いた絵本①『おかえり！めいちゃん』、絵本②『かがやけ！めいちゃん』を使った「がん教育」を実施してきました[19)]。児童は、がん教育の内容の一つである「がん患者への理解と共生」の理解という目標をおおむね達成できていました。「がん教育」

表3-3-2　絵本を活用したがん教育の授業（案）

時数	学習内容
第１回 （10分）	・映像教材「がん博士の『がんについての基礎知識』（６分）」（平成29年３月　株式会社キャリアリンク）を視聴し、がんという病気を知る。
第２回 （20分）	・がん教育読本「友だち～ぼくとゆう君～（５分）」（公益財団法人日本対がん協会）、絵本①「おかえり！めいちゃん（15分）」の読み聞かせを行い、小児がん患者と接することについて考える。
第３回 （15分）	・絵本②「かがやけ！めいちゃん」を読み聞かせし、話の流れをつかむ。特に印象に残った場面とその理由を書く。
第４回 （45分）	・絵本②「かがやけ！めいちゃん」を使って、相手の境遇から、立場や気持ちを想像し、尊重することを通して、思いやりを持った親切な行動を選択し実行したり、時には見守ったりすることで、互いに支え合える大切さに気づき、共存、共生の態度を育てる。以下の２つの場面を取り上げて考える。 ①場面　P16 ～ 18 「３年の夏のある日、階段ですわりこむめいちゃん～体育で無理をするめいちゃん」 ②場面P24 ～ 25 「５年生になったある日、点滴のあとが気になるめいちゃん」

表3-3-3　養護教諭課程の学生が「保護者」の動画を見て印象に残ったこと

（n＝90）

カテゴリー	具体的内容
入院中の子どもの思い	・友達に会いたい
学校への情報開示の方法	・母親がクラスメイトに伝えた ・担任から保護者会で伝えてもらった
復学する際の保護者の気持ち	・容姿の変化を言われないか心配 ・ちょっと無理しても楽しんでほしい
復学した子どもの気持ち	・みんなと同じにしたい
復学した時にしてもらった合理的配慮	・感染予防、学校で頑張った時は先生から電話をもらった
病気と闘ったあかし	・気になっている点滴の痕を「頑張ったあかし」と伝えた ・子どもが将来の夢を語るようになった

は、がんの子どもを取り巻く周囲の人々が復学する子どもの理解を深め、復学支援を考えるきっかけになると同時に、復学支援をより一層促進することにつながると期待しています。そこで小児がんに着目した「がん教育」の授業（案）を示します（表３−３−２）。

さらに、筆者ら[20)]は、復学支援ツールの一つである「インタビュー動画⑥」を養護教諭と養護教諭課程の学生に視聴してもらい、「がん教育」授業の中でどのような活用ができるかについてアンケート調査をしました。その結果、養護教諭と学生は「がんになる」という状況を想像できていたため、この「インタビュー動画⑥」は支援者を通してがんの子どもの理解を促す教材になると考えました。また、養護教諭と学生は、教師の語り、親の語りを通して、必要な復学支援を学んでいることも明らかになりました。教員は多忙で復学支援を学ぶ時間はほとんどありませんが、これらの教材が自ずと復学支援を知る、学ぶ、振り返るきっかけとして活用できることが示唆されました。表３−３−３、表３−３−４は、養護教諭課程の学生が「保護者の語り」と「教員の語り」の動画を視聴して印象に残った内容を整理したものです。

さらに、がん教育に関するアンケート結果では、「時間の確保が難しい」「内容を精選するのが難しい」という理由から、「簡単で分かりやすい授業の流れが欲しい」「短い動画が欲しい」という希望がありました。そこで、「動画」を用いてがん教育をする場合、簡便に授業が出来るような授業案を準備する必要があること、授業内で取り上げる場面や、児童生徒が主体的に考えられるように、授業でどのような問

表3-3-4　養護教諭課程の学生が「教員」の動画を見て印象に残ったこと

（ｎ＝90）

カテゴリー	具体的内容
入院中に関わった具体的内容	・お見舞いにいく・きょうだい支援 ・病院の様子をクラスメイトに動画で伝えた
復学に向けて準備したこと	・本当の思いやりについてみんなで考え、今まで通りに接する思いやりの大切さを知った ・職員会議で定期的に先生方へ伝えて、学校全体の支援体制を整えた
復学する生徒が学校に通いやすくするための感染対策の大切さ	・自分のことを自分で守ろうのスローガンを作ってクラスメイト自ら手洗い・換気を行った ・先に健康観察を行い、電話連絡後に登校
子ども自身で考える大切さ	・自分でできる掃除内容を考えさせた

表3-3-5 「インタビュー動画」を活用したがん教育の授業計画（案）

時数	学習内容
１回目（10分）	・映像教材「がん博士の『がんについての基礎知識』（６分）」（平成29年３月　株式会社キャリアリンク）を視聴し、がんという病気を知る。（文部科学省：がん教育推進のための教材 補助教材）
２回目（10分）	・がん教育読本「友だち～ぼくとゆう君～（５分）」（公益財団法人日本対がん協会）、絵本①「おかえり！めいちゃん」の読み聞かせを行い、入院中の小児がん患者と接することについて考える。
３回目（10分）	・絵本②「かがやけ！めいちゃん」の読み聞かせを行い、復学後の小児がん患者と接することについて考える。
４回目（45分）	・「復学支援をした支援者の語り（動画）」を使って、相手の境遇から、立場や気持ちを想像し、尊重することを通して、思いやりを持った親切な行動を選択し実行したり、時には見守ったりすることで、互いに支え合える大切さに気づき、がん患者への理解と共生の態度を育てる。

いかけをするか等検討する必要があることがわかりました。表３−３−５に、動画を用いた「がん教育」の授業案を提示しますので、小児がんに着目した「がん教育」の授業展開に活用していただけると幸いです。

５．その他の取り組みについて

復学支援の研究は、多職種が支援に関わるだけあって、様々な職種の専門職がそれぞれで支援の状況を事例として報告しています。現実的にも、多職種が協力し合って、職種を超えて、復学支援を実践しているため、計画の段階からそれぞれが実施している支援のプロセスを共有しながら経過を追っていくことで、より連携がスムーズにいくのではないかと思われます。そういう意味で復学支援の研究はアクションリサーチの方法を採用すると現実的な課題も見えやすく、改善も早期にできると考えます。さらに連携における課題を見出すことができると考えます。

現状は、復学するまでの準備と復学までの支援体制は、整備されつつあると思われますが、復学後に学校生活に適応していく過程は、がんの子どもが学校生活を再構築していく期間でありそれ相応の時間が必要です。その期間を気長に見守り支援していくことが課題だと思います。復学支援は、退院して学校に通いだしたらそれで終わりではありません。そのフォロー期間中の実態や対応について研究が実施されることで、当事者である子どもと保護者の気持ちに寄り添った満足度の高い復学支援が実現すると思います。復学後にはこんなこともあります。復学後、２年以上経過したある日､｢お前のせいで､いろいろ配慮したり､世話をしなければならなかった｡｣と不満げに同級生から言われたと外来受診時打ち明けてくれた中学生Ａ君。一方、足の麻痺が残り、跛行がありましたが、クラスメイトが荷物を持ったり、肩を貸してくれたお陰であちこち見学できたことや、時間厳守のため皆で必死に走ったりして無事に修学旅行に参加することができたと喜んで報告してくれた中学生Ｂ君。復学が円滑に進んだとしてもその人の人生で生起する困難を避けることはできません。せめて病気で体も心も弱っているときは、優しくありたいものです。誰もがいつどんな病気や障害に見舞われるかわかりません。子どもは仲間の中で育ち、そして社会に出ていきます。教育現場という社会的枠組みの中でそういうことを学んでいくのだと思います。復学という機会が当事者及び周囲の子どもにとって、成長の契機になることは間違いないと思います。

また、「病気の説明、周囲への告知、あるいは情報提供」の問題は、これまでも検討されてきています[21), 22)]が、さらに探求していく課題だと思います。「説明」にも様々あります。親が説明する対象だけでも、たくさんあります。当事者の患児、きょうだい、祖父母、周囲のママ友やご近所さん、塾やお稽古ごとの先生、そして、学校の先生にはどの先生まで説明するかなどです。さらに、患児自身が友人やクラスメイト、学校の先生等への説明もあります。誰に、どの程度の情報を説明するか、あるいは自己開示するかが問われています。実際は隠したい気持ちと話して理解してもらいたい気持ちの狭間で葛藤しています。この葛藤を少しでも緩和し、周囲から理解され、本人が安心して過ごすことができるようにすることが重要です。これについては、自己開示の基本的考え方を理解するだけでなく[23), 24), 25)]、自己開示は個人的要因、環境要因、状況的要因が影響するため、各要因を踏まえた普遍的な方向性を見出すことが課題と考えます。しかも自己開示は相互性があるため、医療者等は子どもや保護者が自分自身「本当はどうしたいのか」という気持ちが認識できるように支援することが重要であり、そのためには医療者の自己開示に関する知識[26)]とコミュニケーションスキルの向上も合わせて学んでいく必要があります。

復学支援は、着実に進められてきていますが、システムはできてきたものの、継続性、支援の質の担保は図られているか等を含め検討しながら、今後さらに支援が充実することを願っています。

引用文献

1）石井志昂（2022）フリースクールを考えたら最初に読む本、主婦の友社、東京.

2）Katz, E. R.,Varni, J. W., et al.（1992）Teacher, parent, and child evaluative ratings of a school reintegration intervention for children with newly diagnosed cancer. *Child Health Care*, 21, 69-75.

3）後藤清香、塩飽仁（2019）小児がん患者の復学支援に関する文献検討、北日本看護学会誌、21（2）、53-63.

4）後藤清香、塩飽仁、他１名（2018）小児がん拠点病院における看護師の復学支援に対する役割意識と課題、日本小児血液・がん学会雑誌55（４）、p393.

5）三上孝洋（2021）小児がんの治療に携わる看護師のアピアランスケアに対する認識、第19回日本小児がん看護学会学術集会学会誌、16（２）、353.

6）埼玉県立大学編集（2017）IPWを学ぶ－利用者中心の保健医療福祉連携－、中央法規、東京.

7）古澤洋子、小林純子、他３名（2017）岐阜聖徳学園大学における多職種連携教育の構築（第１報）、岐阜聖徳学園大学看護学研究誌、第２号、21-28.

8）鈴木和香子、大見サキエ、他１名（2014）特別支援学校の看護師の役割遂行上の困難感とその対処－医療的ケアにおける教員との協働確立に向けた検討－、日本小児看護学会誌、24、8-14.

9）安田和夫、大森裕子（2023）特別支援学校教員養成・看護師養成における連携の可能性－特別支援教育・看護合同演習の取り組みについて－、育療、73、38-43.

10）古澤洋子、大見サキエ、他２名（2022）Ａ大学におけるIPEの教育評価（第４報）、岐阜聖徳学園大学看護学研究誌、第７号、１-９.

11）Larcombe, L & Charlton, A.（1996）Children's return to school after treatment for cancer. Study days for teachers. *Journal of Cancer Education*, 11, 102-105.

12）下村太郎（2021）病院内学級での復学支援会議におけるPATH（Planning Alternative tomorrows with Hope）活用、日本教育心理学会第63回総会発表論文集、p407.

13）大見サキエ、森口清美、他４名（2021）復学支援ツールの活用の実際と課題、日本小児がん看護学会、SNRS-２、オンライン口頭発表.

14）永井祐也、岡本光代、他４名（2020）小児がん啓発人形劇が教員養成課程所属学生の想起する復学支援に及ぼす効果、育療、67号、31-40.

15）出井美智子、采女智津江、他２名（2020）養護教諭のための学校保健、少年写真新聞社、14-15.東京.

16）厚生労働省、第４期がん対策推進計画〈令和５年３月〉
https://www.mhlw.go.jp/content/10901000/001091843.pdf 2（2023.11.10 閲覧）

17）文部科学省、「がん教育」の在り方に関する検討会報告〈平成27年３月〉
https://www.mext.go.jp/ａ_menu/kenko/hoken/__icsFiles/afieldfile/2016/04/22/1369993_1_1.pdf（2023.11.10 閲覧）

18）文部科学省、令和３年度におけるがん教育の実施状況調査の結果について.

https://www.mext.go.jp/content/20220928-mxt_kenshoku-000023841_3.pdf（2023.11.10閲覧）

19）森口清美、大見サキエ、他5名（2022）小児がんに着目した「がん教育」支援ツール（絵本）の開発 －「がん教育」授業の実施および評価－、就実論叢、51、111-132.

20）森口清美、大見サキエ、他3名（2023）小児がんに着目したがん教育支援ツールの活用法の検討 －復学支援を行った支援者の語り（動画）－、小児がん看護、18（2）、p482.

21）畑中めぐみ（2013）思春期の小児がん患児の復学後の情報開示、日本小児保健研究、72（1）、41-47.

22）宮城島恭子、大見サキエ、他1名（2017）小児がんをもつ子どもの学校生活の調整に関する意思決定プロセスと決定後の気持ち－活動調整と情報伝達に焦点を当てて－日本小児看護学会誌、26、51-58.

23）Jourard,S.M.1971b The Transparent Self. Princeton, New Jersey, Van. Nostrand.（岡堂哲雄訳．1974　透明なる自己、誠信書房、東京）

24）榎本博明（1997）自己開示の心理学的研究、北大路書房、京都.

25）大見サキエ、若林慎一郎（2004）看護における自己開示研究の動向と課題、金城学院大学消費生活科学研究所紀要、9（1）、41-52.

26）大見サキエ、浅野香代子（2005）患者-看護者間における相互の自己開示－面接調査における看護者の認識－、日本看護学教育学会誌、15（1）、73-87.

あとがき

「復学支援」に関心をもち、本書を手にとってくださった皆さまがおられることを嬉しく思います。本書出版の構想が持ち上がってから３年がかりでようやく出版にこぎつけることができ、感慨深いと同時に、皆さまに受け入れられるか心配でもあります。これは、家庭で養育していた子どもを幼稚園という社会生活へ送り出す親のような心境、あるいは、療養の世話をしていた子どもが学校へ「復学」するまでを見届ける親や医療者の気持ちにも類似するのではないでしょうか。子ども達が産み育てた親の見守りのもと、社会の中で多くの人と関わりをもち発達・自立していくように、本書で記した「復学支援」も皆さまに関与いただくことで発展していくことを願っています。

私は、本書編者・主執筆者の大見サキエ先生が牽引してこられた、小児がんを患った子ども達のための「復学支援」に関する実践・調査を含む研究活動に20年弱携わらせていただきながら、自身の研究活動においても外来通院する子ども達やその保護者から、退院後の学校生活や長期的な生活について、お話を伺う機会を多くいただきました。この間、身近な病院や各地の病院で入院している子ども達への「復学支援」の取り組みが広がり定着してきていることやその効果を感じてきました。本書では筆者らの調査・実践・視察経験や、様々な実践者・研究者の報告を踏まえて詳細を記載しましたので、「復学支援」の背景理解、試行的取り組み、方法の工夫などへの参考になれば幸いです。

しかしながら、入院中に「復学支援」を受けたとしても、退院後に身体症状を抱え通院と併行しながら通学し学習進度についていくことは、子ども達にとって相当大変であるという現実も実感しています。その後の学校生活が順調にいくとは限らず、進学にあたっても困難が持続する場合もあり、退院後も継続して支援する必要性を感じています。本書後半の「復学支援」の充実に向けた提言が活かされ、子ども達への支援が充実・継続することを期待しつつ、私自身も病院や教育関係者の皆さまとともに、病気療養した子ども達の生活の再構築に向けた支援の一端を担っていきたいと思います。

最後になりましたが、ゆっくりペースでの執筆活動にもかかわらず、本書の構想時から根気よくサポートしていただきました、ふくろう出版の亀山裕幸様に心より感謝申し上げます。また、本書執筆にあたっての楽しみと苦労を分かち合った共著者の先生方に御礼申し上げます。

2024年　入梅のころ

宮城島　恭子

【編著者・著者紹介】

〈編著者〉

大見サキエ（おおみ さきえ）

前 椙山女学園大学教授。岐阜聖徳学園大学 名誉教授。

熊本大学教育学部特別教科（看護）教員養成課程卒業。看護師、養護教諭１種。

修士（人間発達学、金城学院大学）。博士（学術、金城学院大学）。臨床心理士。

臨床看護師、看護専門学校教員として勤務後、愛知医科大学、浜松医科大学、岐阜聖徳学園大学等で看護教育に従事（専門は小児看護学）。その間、臨床心理士としても活動。現在、増え続ける不登校の子どもと保護者の居場所つくりを目指して活動中。

【執筆分担】

はじめに、第１章 第１・４・５・６・７節、第２章 第８節、第３章 第１節１.、２.１）(1)(2)、２）・３）、第２節、第３節導入文、１.、２.、３.、５.

〈著者〉

宮城島恭子（みやぎしま きょうこ）

浜松医科大学医学部看護学科 講師。専門は小児看護学。

千葉大学看護学部卒業。看護師・保健師。

聖路加国際病院、新潟大学医学部附属病院〈現 新潟大学医歯学総合病院〉にて勤務後、現職場に勤務。

修士（看護学、浜松医科大学）。博士（看護学、聖隷クリストファー大学）。

がんなど慢性疾患をもつ子どもの退院後・長期的な健康管理や学校・社会生活への適応に関する研究活動に取り組んでいる。

【執筆分担】

第１章 第２節、第２章 第３・４節、第５節１.、第６節、あとがき

河合　洋子（かわい ようこ）

豊橋創造大学保健医療学部看護学科 教授（小児看護学）。

名古屋市立大学看護学校卒業。看護師。

名城大学法学部卒業。学士（法学）。博士（医学、名古屋市立大学）。

名古屋市立大学病院（小児病棟、婦人科病棟、看護部教育担当）で６年間看護師として勤務。

名古屋市立大学、日本福祉大学、他３か所で30年近く看護系教員（小児看護学）として勤務し、2010年から約１年間イリノイ大学看護学部に留学。

これまで慢性疾患児の復学支援に取り組んできた。現在は、復学支援にICTを活用した組織体制の構築に取り組んでいる。

【執筆分担】

第２章 第１・２節、第３章 第１節３.

森口　清美（もりぐち きよみ）

就実大学教育学部教育心理学科 教授（看護学）。

熊本大学教育学部特別教科（看護）教員養成課程卒業。看護師、養護教諭１種。

修士（看護学、佐賀医科大学）。博士（看護学、首都大学東京〈現 東京都立大学〉）。

神奈川県立こども医療センターで看護師として勤務、西南女学院大学、川崎医療福祉大学、就実大学等で教員として勤務。就実大学では、看護学を通して病弱児の復学支援ができる養護教諭の育成を行っている。

【執筆分担】

第２章 第５節２.、第３章 第１節２. １）⑴⑵⑶、４）、第３節４.

畑中めぐみ（はたなか めぐみ）

NPO法人愛知こどもホスピスプロジェクト 代表理事。

名古屋大学医学部保健学科看護学専攻卒業。看護師・保健師。

修士（看護学、首都大学東京〈現 東京都立大学〉）。博士（看護学、名古屋大学）。

専門は小児がん看護。臨床看護師、臨床保健師、大学での看護学教育にも従事。

博士前期課程では復学支援をテーマに修士論文を作成。

現在は、日本で３つ目となる「こどもホスピス」を愛知に設立するために、2023年NPO法人を立ち上げ、重い病気や障がいのある子どもときょうだい、家族の支援に取り組んでいる。

【執筆分担】

第１章 第３節、第２章 第７節

【**執筆分担**（目次順）】

はじめに　大見

第１章

　第１節　大見

　第２節　宮城島

　第３節　畑中

　第４節　大見

　第５節　大見

　第６節　大見

　第７節　大見

第２章

　第１節　河合

　第２節　河合

　第３節　宮城島

　第４節　宮城島

　第５節１．宮城島

　　　　２．森口

　第６節　宮城島

　第７節　畑中

　第８節　大見

第３章

　第１節１．大見

　　　　２．１）⑴⑵大見・森口、⑶森口

　　　　　　２）大見

　　　　　　３）大見

　　　　　　４）森口

　　　　３．河合

　第２節　大見

　第３節導入文　大見

　　　　１．大見

　　　　２．大見

　　　　３．大見

　　　　４．森口

　　　　５．大見

あとがき　宮城島

復学支援　どうしていますか?
ーこれまでとこれからー

2024 年 7 月 10 日　初版発行

編著者　大見サキエ
著　者　宮城島恭子・河合　洋子
　　　　森口　清美・畑中めぐみ

発　行　ふくろう出版
〒700-0035　岡山市北区高柳西町 1-23
友野印刷ビル
TEL：086-255-2181
FAX：086-255-6324
http://www.296.jp
e-mail：info@296.jp
振替　01310-8-95147

印刷・製本　友野印刷株式会社
ISBN978-4-86186-917-4　C3047